全民科学素质行动规划纲要书系

医博士系列丛书

二十四节气壮医养生

刘慧英　秦祖杰　王成龙 编著

广西科学技术出版社

图书在版编目（CIP）数据

二十四节气壮医养生 / 刘慧英, 秦祖杰, 王成龙编著. — 南宁：广西科学技术出版社，2022.12（2023.9重印）

ISBN 978-7-5551-1860-2

Ⅰ.①二… Ⅱ.①刘… ②秦… ③王… Ⅲ.①壮医—养生（中医） Ⅳ.①R291.8 ②R212

中国版本图书馆CIP数据核字（2022）第251496号

二十四节气壮医养生

ERSHISI JIEQI ZHUANGYI YANGSHENG

刘慧英　秦祖杰　王成龙　编著

策划编辑：罗煜涛		装帧设计：李伟妮	
责任编辑：李　媛		责任校对：冯　靖	
助理编辑：梁佳艳		责任印制：韦文印	

出　版　人：卢培钊
出版发行：广西科学技术出版社
社　　　址：广西南宁市东葛路66号　　邮政编码：530023
网　　　址：http://www.gxkjs.com

经　　　销：全国各地新华书店
印　　　刷：广西社会福利印刷厂
开　　　本：787 mm × 1092 mm　1/16
字　　　数：120千字　　　　　　　印　　张：9
版　　　次：2022年12月第1版
印　　　次：2023年9月第3次印刷
书　　　号：ISBN 978-7-5551-1860-2
定　　　价：48.00元

《二十四节气壮医养生》编委会

主　　任：纳　翔

副 主 任：刘家凯　何　求　朱其东

编　　著：刘慧英　秦祖杰　王成龙

编　　辑：秦德源　吴晓文　彭海波

　　　　　李可天　曾　旻　朱德珍

　　　　　农小春

序 言

数千年来，壮族人民在同疾病做斗争的过程中，在预防疾病方面积累了丰富的经验和知识，这些经验和知识具有鲜明的地方特色和民族特色，是壮医药的重要组成部分。

《二十四节气壮医养生》从壮医预防养生的基本理论入手，结合壮族地区节气养生的饮食、运动保健、民俗文化及壮医药保健等方面的特色，并梳理总结常用药食同源壮药及壮医药膳的基本知识，全面、准确地展现壮医节气养生的精髓和魅力，让读者更加直观地了解壮医节气养生。

该书贴近大众生活，凸显壮医药特色，符合"民族性、传统性、地域性"的原则，可为大众保健养生和治未病提供有益参考。该书是民族医药文化传承创新应用的成果，对振兴民族传统文化和普及壮医药养生文化具有重要的意义。

黄汉儒

黄汉儒，中国民族医药学会原副会长，广西民族医药协会终身名誉会长，广西国际壮医医院学术首席专家，第二届全国名中医、桂派中医大师。

前　言

　　壮医药是中国传统医学的重要组成部分，有着悠久的历史。它是壮族人民在长期的生产、生活实践中同疾病做斗争的经验总结，有着独特的理论和丰富的内涵。

　　壮医药是壮族人民的瑰宝，广西壮族自治区历届党委、政府高度重视民族医药事业和产业发展。2008年开始，自治区党委、政府抢抓自治区成立50周年国家重点支持广西发展机遇，实施"壮瑶医药振兴计划"，推动广西民族医药事业和产业发展迈向新台阶。党的十八大以来，特别是近年，自治区党委、政府贯彻落实中央部署，对标"健康中国"战略要求，对标人民健康新需要，召开大会，出台文件，将民族医药事业和产业发展与巩固拓展脱贫成果、大健康产业和促进健康融合推进，全区各级各部门、社会各界积极努力，民族医药的传承和创新发展呈现出了新的生机勃勃的良好势头。

　　预防，就是采取一定的措施防止疾病的发生；养生，就是保养生命。在临床工作和生活实践中，预防和养生很难截然分开。数千年来，壮族人民在同疾病做斗争的过程中，在预防疾病方面积累了丰富的经验和知识，特别是强身健体的养生保健经验，具有鲜明的地方特色和民族特色，这些经验是壮医药的重要组成部分。壮医药不仅在历史上为本民族的健康繁衍做出重大的贡献，而且是广大壮族地区群众赖以

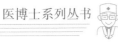

防病治病的有效手段和方法之一，是壮族地区重要的医药卫生资源。

在壮医基础理论的指导下，壮族人民根据一年四季不同节气的更替，积累了丰富的极具壮族特色的养生经验，最终形成了系统的二十四节气养生方法。为此，特编写《二十四节气壮医养生》，为壮医药事业增添新鲜血液，为壮医药的应用推广添砖加瓦。

目　录

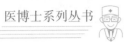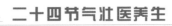

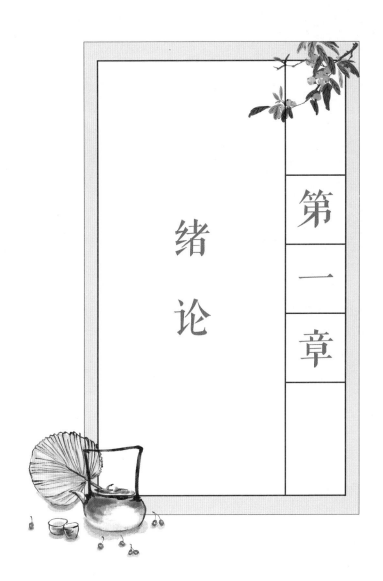

第一章

绪论

一、壮医养生思想

壮医学是以壮医理论和实践经验为主体，结合部分中医理论，主要研究人体生命活动规律及疾病诊断、治疗、预防和保健的传统医学。壮族地区在长期的医疗实践活动中，逐步形成具有浓厚民族特色的壮医学，既有阴阳为本、三气同步的传统整体观及辨病论治等基本特点，又有三道两路、毒虚致病的独特壮族医学理论和较为系统的理法方药体系，其研究内容主要包括壮族医学、壮族预防医学、壮族康复医学、壮族养生保健文化，同时涉及社会科学中的民族学、医学人类学等。

（一）人与万物和谐的壮医养生观

壮族先民通过神话的形式来表达自己对世界的认识。关于天地的起源，神话《布洛陀和姆六甲》认为，宇宙原先是一团急速旋转的五色气体，它越转越快，最终缩成个神蛋，中间有三个蛋黄，由于蜣螂的不断转动和蜻蜓子在上面钻洞，神蛋终于裂开成为天地。另一则神话《布洛陀》认为，远古的时候，天和地紧紧叠于一体，不能分开，后来，突然一声霹雳裂成了两大片。这两则具有代表性的神话认为宇宙不是无中生有，而是由气体或岩块演变而成的，这就在观念上承认宇宙是由某种物质变化而来的。壮族祖先持"三界观"。在壮族神话中，三黄神蛋炸开以后形成了圆柱体三层立体结构的宇宙，上界即天空，由雷公主持；中界即大地，由布洛陀掌管；下界即水面以下，由蛟龙坐镇。人类生活在这样的环境中，受到来自天、地、水等各种自然力量的影响。

壮族先民认为，自然万物皆有灵气，人要崇尚自然，亲近自然，与自然和谐相处，才能无灾无病，多病源于与自然界的某些事物相冲相克。要治好病，必须认树木、石头、泉水等自然物做契，给这些自然神烧香挂红。人的住所要选择有水有林的地方，村后的树木绝对不能砍伐，人活着要定时给山神土地做祭，人死后魂魄也要回到土地之中。

壮族先民的养生理念，可能与壮族神话潜移默化的影响有关，它的基本理念，即人只有与万物和谐相处，才能健康无病或少病，是符合客观实际的。

（二）身心同治的养生理念

壮族先民治病多是医巫结合，重视发挥心理调整和心理暗示的作用。传统的师公为生病老人举行的补粮添寿仪式，为生病孩子举行的请花寄树寄石仪式，实际上具有很强的心理治疗作用。对于一些因受精神刺激或忧伤过度而导致的疾病，壮族先民用一种叫"香怀"的催眠暗示活动来治疗，使患者解除精神上的痛苦。对于中暑的病人，在农村地区，壮医常常用刮"标蛇"的方法治疗，把胸脯上致病的"标蛇"刮"死"，以收到身心同治的效果。

（三）运动调气的养生理念

壮族先民对人体之气极为重视，认为人是依自然而生的，人体之气只有与天体之气及大地之气同步运行才能健康长寿，人体之气与天地之气不协调就会生病。医药专家从民族医药史的角度对壮族聚居的左江和右江地区的古代大型岩壁画花山岩画进行考察，认为先秦时期壮族先民已经广泛应用气功导引、引舞疗疾的方法进行疾病预防和日常养生。

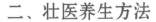

二、壮医养生方法

(一)合理饮食

在古代,壮族先民在寻找食物的过程中发现有些食物不仅能充饥,还有很好的治疗和保健作用,可药食两用。据《黄帝内经》记载,以谷肉果菜充养身体,增强抗病能力,可以确保安康。五谷者,粳米、小豆、麦、大豆、黄黍;五果者,桃、李、杏、栗、枣;五畜者,牛、羊、猪、犬、鸡;五菜者,葵、藿、薤、葱、韭等(唐·王冰注)。米、面、肉、蛋多属酸性,各种果菜多属碱性,过多食用米、面、肉、蛋等食物,必须用果菜来中和,才能维持体内代谢的酸碱平衡。因此,在营养学上,谷肉果菜必须兼备,各种食物皆有其营养特性。一般情况下,由于人体在一定限度内可自动综合调节,患病时亦有特殊选择,因此可根据疾病偏向选择不同的食物,以达到补偏救弊的目的。以下就谷物、水果、蔬菜等三类食物的营养保健和防病治病作用进行介绍。

1. 谷物类

古代壮族地区的粮食作物,最早是块茎类植物的种植,后来慢慢过渡到以水稻为主食的状态,形成以水稻、玉米、番薯、小麦等多种主粮构成的新组合。栗在广西汉墓中有出土。稻、麦、玉米、番薯、粟、山薯、木薯、芋、大豆、饭豆、绿豆、豌豆、蚕豆、扁豆、刀鞘豆等不仅是壮族先民的充饥之食,还作为健脾胃、益肾气、延年益寿的食疗壮药,被加工成药粥、药酒、药饭、药糕等药膳食用。

广西巴马是世界著名的长寿之乡,巴马长寿老人的食品可分两大类:一类是主食,以原始种植的或野生的蔬菜粗食为主,如玉米;另一类是副食，副食中的植物油多为火麻仁油、茶油、大豆油，现代科学研究表明，这些植物油不仅能提供人体必需的营养成分，还能预防疾病。巴马长寿老人的饮食特点是无污染，以粗食、自然食物、低热食物、粗纤维食物为主，烹饪方式以蒸煮为主，很少煎炒。巴马长寿老人多，与这种合理的饮食结构密切相关。

2. 水果类

广西高温多雨，土壤大部分属酸性和中性，适宜热带、亚热带果树的生长。贵港罗泊湾汉墓出土的炭化果实有桃、李、橘、橄榄、梅、人面子等。人们在合浦汉墓出土的一个铜锅内，发现了稻谷和荔枝，荔枝皮和果核都保持完整，这是目前发现的年代最久远的荔枝标本。在发掘梧州大塘鹤头山东汉墓时，人们发现一个铜碗内存有28粒板栗坚果，品种与今桂北的板栗基本相同。

西晋·嵇含《南方草木状》记载果名17种，其中荔枝、龙眼、柑橘、杨梅、橄榄、五棱子等至今仍是广西栽培的重要果树。唐·刘恂《岭表录异》记载岭南果树11种，在内容上比《南方草木状》有所扩展，如记载橄榄"生吃及煮饮，悉解酒毒"，稔子"其子外紫内赤，无核，食之甜软，甚暖腹，兼益肌肉"。南宋·范成大《桂海虞衡志》中有"志果"一章，列举了广南西路（广西）可食之果有50多种，应当是当地栽培和采食的时果，并经他亲自辨识。可见，广西自古以来就是水果之乡。壮族先民在长期的生产生活实践中，发现水果兼具的食用价值和药用价值，从而将其广泛用作药膳。

3. 蔬菜类

广西优越的地理条件，使农业生产中的蔬菜栽培形成早发性。古代壮族地区先民早就认识到膳食必须包括蔬菜。贵港罗泊湾汉墓出土的植物种实中，蔬菜类有葫芦、西瓜、广东含笑3种。西晋·嵇含《南方草木状》记载的蔬菜有蕹菜（又名空心菜）、茄等数种。至明清时期，广西蔬菜品种明显增多，如明·嘉靖年间《钦州志》记载的蔬菜有25种；清·道光年间增补的《南宁府志》记载的蔬菜有61种；民国《邕宁县志》记载的蔬菜有88种（其中野菜14种）。据统计，常吃的蔬菜有大白菜、小白菜、芥菜、油菜、蕹菜、萝卜、莴苣、菠菜、芥蓝、茼蒿、苋菜、苦苣、枸杞菜、黄花菜、豆芽、落葵、千里香、厚皮菜、竹笋、茭白、黄瓜、苦瓜、冬瓜、南瓜、葫芦、茄子、木瓜、凉薯、慈姑、莲藕、马蹄、芹菜、紫苏、韭菜、薤（藠头）、芫荽、木耳、香菇等。

（二）起居适宜

根据壮族地区的地理环境及气候条件，为预防疾病，避免野兽的伤害，壮族先民发明了干栏建筑。最早记录有关干栏建筑的书籍是《魏书》，该书"獠篇"中云："獠者，盖南蛮之别种……依树积木，以居其上，名曰干栏。"此后在《北史》《通典》等诸书中，均有类似记载。这种房屋的主要特征是分上下两层的楼式建筑，上层住人，下层贮放农具等器物及圈养牛、猪等牲畜，居住面距地面若干米。这种建筑不仅通风、采光、照明功能良好，而且还可有效地防辟瘴气，抵御野兽蛇虫的袭击，减少风湿病的发生，在岭南地区极具优越性，因此一直沿用至今。

另外，壮医认为有规律的生活方式能保持身体健康，正气充盛。也就是说，生活方式要适应人体的生理特点和自然环境的变化，饮食要有节制，起居应有规律，劳逸要适当，这样才能精力充沛，身体健康，延年益寿。

（三）适当锻炼

经常锻炼身体能增强体质，减少或预防疾病的发生。根据宁明花山岩画及壮族铜鼓上的舞蹈造型和图案，以及沿袭至今在农闲、节日里开展的一些传统健身活动，如舞蹈、投绣球、拾天灯、打扁担、龙舟竞赛、踩高跷、板凳龙、板鞋舞、舞狮等，可知壮族先民很早就意识到锻炼身体可以增强体质、预防疾病。

1. 舞蹈

考古学家已有比较充分的证据证明，花山岩画是战国至秦汉时期的作品。有学者从古代壮族社会生活涉及的医药卫生方面进行考究，认为花山岩画从其描绘的人像形态来看，不管是正面图还是侧面图，都是一种典型的舞蹈动作或气功形象，其中蕴藏着不可忽视的祛病强身的效果，特别是对腰、膝、肩、肘等处肌肉的锻炼效果更为明显。

壮族舞蹈和古代五禽戏有相似的功用，即锻炼身体，增强抗病能力。而壮医舞蹈既注重宏观功力，即天、地、人三气同步运行，又注意微观功力，即躯体、四肢、脏腑、气血、三道两路的同步调节，利于养生保健和祛病康复。

壮族地区湿热多雨，脚气、风湿、身体重着等为常见、多发病证，严重影响人们的生产和生活。因此壮族先民创造了具有宣导滞着、疏利关节作用的舞蹈动作，以防治疾病，流传不息。这说明，壮族先民很早就产生了运动养生的理念。至今壮族人民仍然崇尚体育锻炼，习武强身，这是一个很好的佐证。

壮族自古以来就是能歌善舞的民族。在贵港和百色西林出土的西汉早期铜鼓上就有许多舞蹈形象，至今一些民间壮医在防治疾病时，还演示类似花山岩画人像的动作。因此，广泛利用舞蹈、导引、按跷、气功的方法防治疾病，是传统壮医的一大特色。

2. 投绣球

投绣球活动多在农闲或喜庆节日进行。先用质地优良、色彩绚丽的绸缎缝制成直径约6厘米的圆球形袋，袋内填装豆类或沙子，重约150克，底部缝上十几条10厘米左右的穗带，顶部连结一根长约60厘米的飘带，绣球便制作完成。赛场竖一根高约10米的木杆，杆顶钉一块木板，木板中央是一个直径约20厘米的圆孔，面糊薄纸。比赛前男女组成若干队，每队人数相等，各站一方，投球距离自定。每次投球，男女各一人相向对投，对准杆顶圆孔投球，若一方绣球破纸穿孔，即算胜一人，投不进的一方则被罚下一人，如此反复进行，直至一方无人为止，有人的一方为胜。

3. 拾天灯

拾天灯是广西壮族、瑶族地区比较流行的一种传统体育活动，壮族人民多在喜庆节日举行拾天灯比赛，并认为天灯象征吉祥和健康长寿。选择优质青竹扎成圆状框架，直径50~70厘米，外糊薄绵纸，底部放一盏小油灯（大小不限），即成台状如水桶的"天灯"。点燃油灯后，天灯内气温升高，天灯便徐徐升空，随风飘荡，直到油干灯灭方缓缓下落。拾天灯多以比赛方式进行，赛时先鸣炮三响即点燃油灯，待天灯升空后，各参赛队（一般以村寨为单位）派出身强力壮的选手，沿天灯飘荡的方向奋力奔跑，跋山涉水，紧追天灯，有时需奔跑十数里山路，最先拾到天灯的选手将会受到大家的称赞和祝贺。

4.打扁担

打扁担古称打看堂，壮语叫"特朗"，历史悠久。《尚书·禹贡》载，南曰"旁春"。唐·刘恂《岭表录异》云："广南有春堂，以浑木剜为槽，一槽两边约十杵，男女间立，以春稻粮。敲磕槽舷，皆有遍拍。槽声若鼓，闻于数里，虽思妇之巧弄秋砧，不能比其浏亮也。"打扁担主要反映壮族人民从种到收的劳动过程，打时每人手执一根扁担，模拟劳动动作，上下左右、站立下蹲、转身跳跃、原地行进等互相敲击，有时还有长竹筒和锣鼓伴敲，有时配合"咳咳"呼声，气氛热烈，可起到强身健体和娱乐的作用。

（四）调畅情志

壮族自古以来就是一个酷爱唱歌的民族，山歌深刻地渗入壮族人民的生活里。人们用歌传承文化，用歌祈神求雨，同路访察，迎宾接客，劝酒助兴，进行人际交往。无论悲伤还是欢乐，动辄起歌，田野里、树林中、圩镇上，随时随地都可能听到歌声。壮族人民寓生活中的喜、怒、哀、乐于歌舞之中，既交流了思想，又得到了精神慰藉。壮族人民已把歌舞作为生活中不可缺少的部分，故壮族人民的生活中多欢歌笑语，少忧愁苦闷。这种生活方式能调畅情志，对预防心理疾病是十分有效的。

（五）药物预防

壮族先民在长期与疾病做斗争的过程中，逐步探索总结利用药物防病保健的经验，颇具特色并行之有效的预防疾病的方法由此逐渐形成。东晋·葛洪《肘后备急方》中记有岭南人备急药25种，并谓"以前，诸药，固以大要岭南使用仍开者，今复疏之，众药并成剂药。自常和合，贮此之备，最先于衣食耳"。说明备药以防病甚至重于衣食。《黄帝内经·素问·刺法论》有"小金丹方……每日望东吸日华气一口，冰水下一丸，和气咽之，服十粒，无疫干也"的记载，说明我国很早就开始利用药物预防疾病。

壮族聚居的岭南地区山峦起伏，江河溪沟密布，林木茂盛，加之气候骤变，空气中湿热交蒸，因此多有虫毒滋生，甚至发为疫病。为了抵御疾病，壮族先民总结了丰富且颇具特色的预防方法，如内服药物、熏洗、外敷、针法、灸法、药物洗鼻或雾化等，此外，还有用苍术、雄黄等烟熏以消毒防病等。近年来运用中草药预防疾病的方法更是层出不穷，如用贯众、板蓝根预防感冒，用茵陈、栀子等预防肝炎，用马齿苋预防细菌性痢疾，等等。

1. 鼻饮防病法

壮族地区流传着一种药物洗鼻及雾化吸入以防病的方法，即取草药煎水令患者吸入洗鼻，或令患者吸入煎煮草药时产生的气雾以预防时疫疾病。古代称这种方法为"鼻饮"。

鼻饮在古越族中流传，古籍中多有记载。最早见于汉《异物志》载，"乌浒，南蛮之别名，巢居鼻饮"，此后历代文献也有所记述。北齐《魏书》曰，"其口嚼食并鼻饮"；后晋《旧唐书》曰，"乌浒之俗，相习以鼻饮"；《广州记》载，"南方乌浒人以鼻饮水，口中进啖如故"。

宋·周去非《岭外代答》对鼻饮的方法做了比较详细的描述："邕州溪峒及钦州村落，俗多鼻饮。鼻饮之法，以瓢盛少水，置盐及山姜汁数滴于水中。瓢则有窍，施小管如瓶嘴，插诸鼻中，导水升脑，循脑而下入喉，……饮时必口噍鱼酢一片，然后水安流入鼻，不与气相激。既饮必嘻气，以为凉脑快膈，莫若此也。"该描述既指出了鼻饮流传的地区是邕州溪峒及钦州村落，正是壮族先民聚居的地区；又记载了鼻饮液的配制法、饮服法；值得一提的是，指出了鼻饮具有的医疗价值"凉脑快膈"，由此说明了鼻饮在壮族地区长期相袭流传的原因。广西炎热多雨，湿热地气和动植物腐臭之气混合成为瘴毒。壮族作为这里的土著民族，为了生存，从实践中总结出一些抵御瘴毒和防暑降温的方法，鼻饮就是其中之一。从鼻饮的医疗价值来分析，在鼻饮液中加入山姜汁等药物，这种奇特的卫生民俗应是壮族先民们所创造，并为民间壮医所总结的一种主要用于防治瘴疾和中暑的方法。它虽然是一种普通的壮医疗法，但是其医疗方面的作用是不可忽视的，包含着物理降温和黏膜给药等科学做法。壮医至今使用的药物洗鼻及雾化法，对鼻病、喉病、呼吸系统病证都有一定疗效。

2. 熏蒸防病法

壮族民间有一种习俗，即在疫病流行时，在居室内焚烧苍术、白芷、艾叶、柚子皮、硫黄等，又习惯涂搽雄黄酒，于门上悬挂石菖蒲，利用其芳香气味开窍化湿辟秽，以防止病邪侵入人体，从而达到防病保健的目的。每逢三月三，壮族人民常采香枫叶、姜黄等药物制作五色糯米饭食用，以行气健胃、顺气润肺。壮族人民在田间或野外耕作时，若不慎被雨淋湿，回家后则多用葱姜汤沐浴，并热服姜糖汤，以发汗解表、驱散寒湿。年老力衰、体质下降、机体抵抗力减弱者，常用辟秽解毒或舒筋活络之品垫席而睡。正在发育的儿童、体弱多病的幼儿、患有慢性病的成人，则于胸腹佩戴药用之草木母根，其作用持久，可起到防治疾病的作用。

在壮族聚居的靖西市，每年农历五月初五（端午节），各村寨溪峒的草医药农及稍懂一方一药的寨民都去赶药市，或将自采的各种药材运到圩镇药市出售，或去买药、看药、闻药。壮族民俗认为，五月初五的草药根肥叶茂、药力宏大，疗效最好。这天去逛药市，饱吸百药之气，可以预防疾病，一年之中能少生病或不生病。久而久之，赶药市成了壮族民俗。每年五月初五这天，即使无药出售的壮族人民，也都扶老携幼赶往药市吸百药之气。这种习俗在壮族聚居的靖西市尤为盛行，说明这里的壮族群众有利用草药同疾病做斗争的传统和习俗。事实上，从认药、采药、用药到形成药市，也必定经历了一个相当漫长的时期。壮族男女老少争相逛药市，壮医药农互相交流药物及医疗知识，这的确是一种群防群治的良好民俗。

3. 佩药祛邪法

每年春夏季，壮族民间习惯将自采的草药或上年采集的草根香药扎成药把，或挂于门外，或放置房中，以辟秽祛瘴。常用的药物有菖蒲叶、佩兰叶、艾叶、青蒿叶等。家中若有未成年的孩童，则令其佩挂各种香药制成的药囊，意在扶正祛瘴。常用的药物有檀香、苍术、木香等。在瘴病流行季节，村寨无论男女老幼都佩戴药囊，以辟邪防瘴，预防或减少瘴疫的发生。这些防瘴习俗一直沿用至今。

4. 服药防病法

常吃黄瓜、辣椒、盐麸子、山奈、姜黄、蒟酱叶等，可以预防瘴气的发生。嚼槟榔也可预防瘴气，壮族先民喜好槟榔，把它广泛地用作防病祛病。早在东汉·杨孚《异物志》中就有岭南人嚼槟榔的记载，自元代以来的很多汉文史料及广西各地方志都有记载。如《本草纲目》载："吴兴章杰《瘴说》：岭表之俗，多食槟榔，日至十数。"徐松石《粤江流域人民史》载壮族人民"喜食槟榔及蒌叶，现在两粤此风仍盛"；《平乐县志》载，当地"气多痞瘴，槟榔之嚼，甘如蓉飨"。从药用价值看，槟榔能辟秽除瘴、行气利水、杀虫消积。壮族人民嚼食槟榔的一个重要原因是用来防治瘴气，如清·嘉庆年间的《广西通志》载"马槟榔，能驱瘴"。

5. 预防中毒法

壮族地区气候炎热，草木茂盛，毒草及解毒药物的品种很多。正如《本草拾遗》所言"岭南多毒物，亦多解毒物，岂天资之乎"。早在晋代，岭南的壮族先民——俚人，从高毒植物及动物、矿物中提取毒素制成毒药，如菌药（以毒菌制成的毒药）、蓝药（以蓝蛇头制成的毒药）、焦铜药（以焦铜制成的毒药）、金药（以生金制成的毒药）等就很有名。壮医在与各种中毒性疾病做斗争的过程中，充分利用本地生长的药物，总结出了独具特色的解毒药。

壮医使用解毒药的范围很广，主要用于解虫毒、解蛇毒、解食物中毒、解药物中毒、解金石发毒、解箭毒、解蛊毒等。《植物名实图考长编》载："陈家白药味苦，寒，无毒，主解诸药毒。水研服之，入腹与毒相攻，必吐；疑毒未止，更服。亦去心胸烦热，天行瘟瘴。出苍梧，陈家解药用之，故有陈家之号。""甘家白药味苦，大寒，小有毒，主解诸药毒，与陈家白药功用相似。人吐毒物，疑不稳，水研服之，即当吐之，未尽又服。此二药性冷，与霍乱下痢相反，出龚州以南，甘家亦因人为号。"陈家白药出自苍梧，甘家白药出自龚州，苍梧即今广西梧州一带，龚州即今广西平南一带，在宋代，这些地方多为壮族居民居住。以上资料说明，壮族先民在历史上曾对预防中毒和运用解毒药有独创的经验。《本草拾遗》还记载了壮族先民常备石药以防箭毒的经验，如石药"苦，寒，无毒。主折伤内损瘀血，烦闷欲死者，酒消服之……俚人重之，以竹筒盛，带于腰，以防毒箭"。《太平圣惠方·解俚人药毒诸方》载，黄藤"岭南皆有之，服讫，药毒内消，若恒服此藤，中毒自然不发"。《桂海虞衡志》载："山獭，出宜州溪峒……云能解药箭毒，中箭者研其骨少许，传治立消。"壮医对毒蛇咬伤的防治更有自己的特色，广西的"蛇药"和"蛇医"早已名闻天下。

蛊毒是古代岭南地区常见的使人迷惑并中毒的一种病，岭南地区的人民预防和应对蛊事的方法丰富多样。据中国史志及民间传说记载，有不少植物如甘草、大蒜等，若带在身边可防蛊，民间有云，"身带甘草，也是免蛊最灵的东西，若能在食前嚼少许，能免去蛊毒，或蛊毒吐出"。而《粤东笔记》上也持同样的看法，"饮食先嚼甘草，毒中则吐，是以甘草姜煎水饮之乃无患，入蛮村不可不常携甘草也"。另有一说谓蜘蛛香是免蛊最灵的物品。壮族地区有喝"交杯酒"的饮食习惯，然而，喝"交杯酒"原本是壮族地区用于防蛊的一种习俗。即主人和客人同桌吃饭，客人把自己杯里的酒敬给主人，主人不能推辞，要一口喝下，然后主人以同样的方式将自己杯里的酒回敬给客人，这样宾主才会放心开怀畅饮。除此之外，历代本草书中也常有岭南俚人、土人使用本地土药防治蛊毒的记载。如《本草图经》载，玳瑁"带之可以避蛊"。《岭表录异》指出，"广中多蛊毒，彼人以草药金钗股治之，十救八九"。

（六）善用外治

壮医治疗疾病和养生保健的方法分为内治法和外治法，外治法是壮族人民治疗疾病和养生保健的重要方法，主要有药物外治和非药物外治（操作技法）两种。壮医认为，人体因正气虚而受到痧、瘴、蛊、毒、风、湿等毒邪的侵犯而致病，故壮医治疗疾病和养生保健重视调气、解毒、补虚。外治法

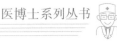
通过外部刺激来调气和解毒，从而达到治疗疾病和养生保健的目的。常用的壮医特色外治法有药浴、针法、灸法、刮法、角吸等。

1. 药浴

壮族地区出产的1000多种草药，民间壮医大部分都用来煎水洗浴或熏蒸治疗疾病。可祛风除湿、活血化瘀消肿，改善血液循环。凡外感证、内伤证、风湿证、麻痹证，壮医常采用多种草药组合，煎水洗或熏蒸。因外用药禁忌较少，药多力宏，熏洗后常能一身轻快，诸症缓解向愈。

2. 针法

壮医针灸历史悠久，是壮族民间常用的一种治疗方法。考古资料、出土文物与史书记载等已经多方面证明壮医针灸的使用由来已久，在壮族民间长期使用并不断发展，其内容丰富多彩且疗效显著，可祛毒扶正，平衡气血。常用的针法有针刺疗法、针挑疗法、挑痔疗法、刺血疗法等数十种之多，广泛用于壮医临床各科。

3. 灸法

壮医灸法种类丰富，主要包括壮医药线点灸疗法、竹筒灸疗法、火攻疗法、灯草灸疗法等，可祛风散寒、通痹止痛、调和气血、固本强身，疗效确切，广泛用于临床各科。

4. 刮法

刮法分为骨弓刮法和药刮法，是壮族民间常用于治疗四时外感、内伤杂病的方法，可舒筋活络、祛邪排毒、消肿止痛等。骨弓刮法多采用马等野兽的肋骨作为刮治的工具，选取患者的背、肩胛等部位进行刮治。药刮法多采用鲜卜芥、柚子叶，以及鸡蛋、香葱加银器等作为刮治的工具，选取项、背、前额等部位进行刮治。

5. 角吸

角吸疗法多采用牛角或者竹筒等作为工具，按各种病证选定体表不同部位，即向角筒投火或闪火，迅速拔吸，以达到治疗疾病的目的，有驱邪排毒的功效。此法最早见于东晋·葛洪的《肘后备急方》，葛洪为寻访求药，曾涉足壮族地区，亲见当地民间的角吸疗法，并记录在案。

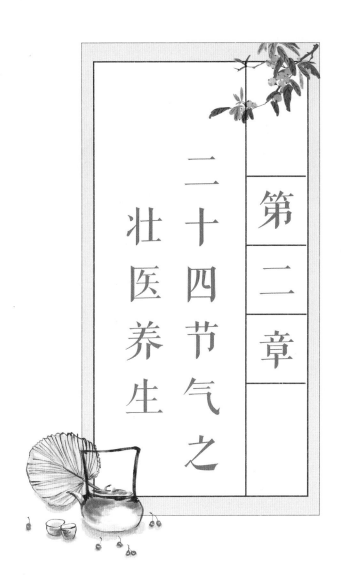

第二章

二十四节气之壮医养生

一、立春

立春是二十四节气之中的第一个节气，同时也是中国民间的重要传统节日之一。"立"是"开始"的意思，立春承载着中国人民的美好希望，象征新的开始，孕育新的生机。

（一）节气习俗

（1）咬春。"立春"这一天，民间习惯吃萝卜或生菜，称为"咬春"。用菜做馅，用小麦面做皮，做成铺盖卷形状的食品称为"春卷"。

（2）迎春。迎春是立春的重要活动，在立春前一日进行，目的是把春天和句芒神接回来。

（3）游春。立春后，在天气晴好、春暖花开的日子里，人们喜欢外出游春，俗称出城探春、踏春，这是春游的主要形式。

（4）打春牛。起源较早，后来一直保存下来，盛行于唐、宋两代。现为民俗文化的重要内容，预示送寒气、促春耕。

（二）节气养生

（1）春捂。立春前后，冰冻渐解，天气向暖，但是天气多变，需要春捂。捂，以不变应万变，帮助人体逐渐适应渐升的气温。日常生活要注意保护阳气，切忌因为出太阳就过早地脱去厚衣服。立春时节，全国大部分地区气温仍较低，南方下雨，北方下雪，应充分保暖。

风是春天的主气，此时寒气逼人，风寒多同时出现。伤于风者，上先受之。风邪入侵，人的头部、肺部最先受到损害，引起头痛发热、恶风、咳嗽气喘等症状。风大时，尽量减少外出，随气温变化及时增减衣物，注意戴好口罩，避免风邪直接从口鼻侵入人体。

（2）早起。"春三月，此谓发陈。天地俱生，万物以荣。夜卧早起，广步于庭。被发缓形，以使志生。生而勿杀，予而勿夺，赏而勿罚。此春气之应，养生之道也。逆之则伤肝，夏为寒变，奉长者少"。春天应当早起，与自然节律相应，以助于阳气的升发。

（3）舒缓。立春时节，运动养生应以温和的有氧运动为主，如打太极拳、慢跑等，运动强度不宜太过，一定要适度，大量出汗会导致体内阳气外泄。温和的有氧运动，可以适度地促进人体的新陈代谢，提高血液循环的通畅程度，也能增强人体抵抗力，同时让人感觉到神清气爽、精力充沛，以防春困。

（三）壮医养生

1. 饮食保健

壮医认为冬季过多地食用肥甘厚腻之品使得人体气机较为壅滞，立春时节宜多吃当地的应季蔬菜，以及药食两用的谷物、水果等。

（1）谷物类。稻、麦、番薯、栗、山薯、芋、大豆、饭豆、绿豆、豌豆、蚕豆、刀鞘豆等不仅是壮族人民的充饥食物，还具有健脾胃、益肾气、延年益寿的食疗功效，可加工成药酒、药粥、药饭、药糕等药膳食用。广西有26个长寿之乡，有约占全国三分之一的长寿老人，这与当地居民合理的饮食结构有密切的关系。

（2）水果类。壮族地区水果种类丰富。古代壮族人民在长期的生活实践中认识到这些水果的食用和药用价值而广泛用作药膳，有直接吃、榨汁饮、腌制吃或配合其他壮药服用，达到防病治病的目的。如枳实解酒最灵验，罗汉果味甜可润肺。

2. 运动保健

根据宁明花山壁画及壮族铜鼓上的舞蹈造型、气功图谱及沿袭至今的喜欢在农闲、节日里开展的传统健身活动，如抛绣球、板鞋舞、拾天灯等，可知壮族先民崇尚气功，喜欢体育运动和舞蹈，这与壮族先民十分强调"未病先防"的预防保健观念是分不开的，同时也说明壮族先民早已意识到锻炼身体可以增强体质，预防疾病。

3. 药物保健

立春时节，天气多变，风邪易侵入人体，引发流感等呼吸道传染病。壮族民间有一种习俗，即在疫疠流行时，在居室内焚烧苍术、白芷、艾叶、柚子皮、硫黄等药物，产生的烟气可在一定程度上杀灭空气中的病菌，烟气被人体的鼻黏膜和肺吸收后进入血液循环，从而发挥相应的药效。人们还习惯涂擦雄黄酒，于门上悬挂石菖蒲，利用其芳香气味开窍化湿辟秽，以防止病邪侵入人体，从而达到预防疾病和养生健的目的。

壮医特色技法

壮医药线点灸疗法

壮医药线点灸疗法是采用经壮药液泡制的苎麻线点燃后，直接灼灸人体体表一定穴位或部位，以治疗和预防疾病的一种特色外治疗法。该疗法已于2011年列入第三批国家级非物质文化遗产代表性项目名录。

【功效】祛寒毒，除湿毒，化瘀毒，疏通龙路、火路气机，温经通络，消瘀散结，祛风通痹，止痛止痒。

【适应证】本疗法的适应证较广泛，各科疾病均可应用，主要用于寒毒、瘀毒、湿毒所致的疾病，如痧症、胃脘痛、头痛头晕、风湿关节疼痛等内科病；带状疱疹、慢性湿疹、荨麻疹、皮肤瘙痒等皮肤病；痛经、附件炎、带下病等妇科病；小儿疳积等儿科病。

【禁忌证】皮肤有创面、溃烂；合并出血性疾病或有出血倾向；合并严重的心脑血管、肝、肾等疾病；孕妇、精神病患者、身体极度虚弱。

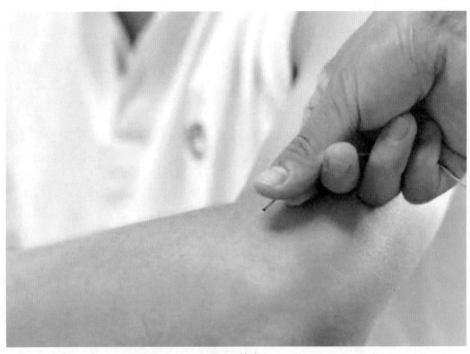

图1　施灸

二、雨水

雨水是二十四节气之中的第二个节气，标示着降雨开始、雨量渐增、乍暖还寒。雨水期间暖湿气流活跃，北方仍是一幅冬末春初的景象，南方大多数地方已春意盎然，欣欣向荣。

（一）节气习俗

（1）占稻色。"占稻色"是华南地区盛行的一种习俗，是通过爆炒稻米来预测当年的稻米品质。在一些地区，客家人还会用爆米花来祭拜神官、土地社官，祈求天地和谐、风调雨顺、五谷丰登。

（2）认干亲。雨水节气这天认干亲，意取"雨露滋润易生长"之意。借着这个时节，给自家的孩子认个干亲，多个庇护，帮助健康成长。

（二）节气养生

"春"五行属木，五味属酸，肝属木，通于春气，肝气盛于春。人体脏腑气血阴阳受节气变化的影响，发挥应时而变的调控机制，故而养生方面也要有相应的调整。雨水时节肝气旺盛，加上水湿较多，所以雨水时节养生应注意调畅肝气、健脾除湿。

（1）精神养生。肝主升发、疏泄的功能与春季的自然特性相应，而雨水节气后阳气进一步升发，若肝气升发太过或郁而不发，都会影响身体气机的调畅，因此春天是养肝的最佳时机。踏春出游，多进行户外活动，有利于肝气的条畅顺达。精神上要注意顺应肝气升发之意，保持精神愉悦，戒恼怒、悲思、恐惧。

（2）起居养生。雨水时节，天气日趋暖和，但此时北方阴寒未尽，加之初春降雨引起的气温骤然下降，寒气夹湿而至。由于人体皮肤腠理已变得相

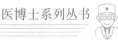

对疏松，对风寒之邪的抵抗力会有所减弱，因而易感寒邪而致病。因此，一定要注意防寒保暖，遵循"上薄下厚"的原则做好春捂，尤其是老人、小孩及身体禀赋不足之人，更要小心预防疾病的发生。

（3）饮食养生。春天宜食绿色食物以养肝疏肝。特别是雨水时节，地湿之气渐升，而且早晨时有露、霜出现，部分脾胃功能较弱的人容易出现腹泻、食欲不振等症状。针对这样的气候特点，饮食上应侧重于调养脾胃，故饮食宜少食酸味、油腻，多食甜味，可食用豌豆苗、春笋、山药、芋头、萝卜等，以达到健脾养胃的目的。

（三）壮医养生

雨水时节，气温逐渐升高，但冷空气活动仍较频繁，造成乍暖还寒之感，即民间俗称的"倒春寒"。而此时，过多的降水也导致湿气过盛，容易诱发很多疾病。"倒春寒"对人体最直接的危害就是寒湿困脾，使人出现食欲不振、消化不良、腹泻、胃寒、胃痛等胃肠道疾病。而湿气加重，对风湿性疾病、关节疼痛的患者也会有影响，同时容易诱发鼻塞、流涕等呼吸道疾病。

1.药膳养生

（1）薏苡仁芡实莲子排骨汤方。

用料：排骨500克，薏苡仁30克，芡实30克，莲子20克，陈皮5克，姜1块。

做法：薏苡仁、芡实、莲子用清水浸泡好，排骨焯一下，再把上述材料、陈皮和姜倒进砂锅里，用大火煮开，小火炖2小时，加少许盐即可食用。

功效：健脾祛湿。

（2）桂圆大枣粥方。

用料：粳米100克，桂圆肉20克，干大枣10克。

做法：粳米用清水浸泡好，桂圆肉去杂质洗净，大枣洗净去核。锅内加入约2000毫升冷水和桂圆肉、大枣，用中火煮至水分剩余三分之一，加入粳米，大火煮沸，再改小火慢煮成粥。

功效：健脾益气。

2. 药物保健

闻香祛病的防治方法在我国由来已久，性味芳香之品具有行气祛湿、益气健脾、防腐杀菌等功效，古籍中记载了著名医药学家华佗、孙思邈、李时珍等用芳香类中药治疗疾病。

壮医佩药疗法是闻香祛病的具体应用，是流传于广西民间的一种独特的医疗方法，起源于古代壮族的"卉服"。在壮医理论的指导下，人们通过佩挂由石菖蒲、艾叶、防风、薄荷、白芷等气味芳香药物制成的香囊来预防和治疗疾病，可祛毒防瘴、强身健体，对四时感冒有一定的防治效果。使用方法：壮药香囊1个，白天挂在胸前，夜间置于床边、车里、家中、办公室、背包亦可长期存放，以嗅闻药物的芳香气味。体质较弱、平素易感冒的人群均可使用。

壮医特色技法

壮医佩药疗法

壮医佩药疗法是选用壮药加工成药粉，置香囊内佩挂于颈胸部，人体吸入药物的挥发成分，达到芳香辟秽、驱邪外出、畅通气血、防病保健目的的一种方法。

【功效】通气道，调龙路火路，芳香醒脑，辟秽驱毒。

【适应证】风毒、湿毒、热毒内阻等引起的感冒，流感流行期的预防保健，体弱多病者的强壮保健等。

【禁忌证】孕妇、子宫重度脱垂者禁用。

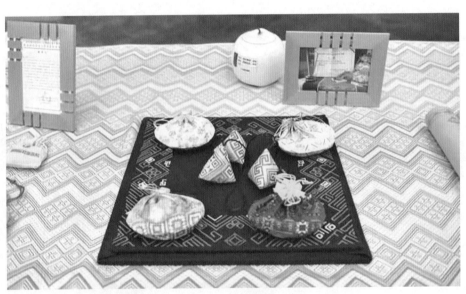

图2　壮药香囊

三、惊蛰

惊蛰是二十四节气之中的第三个节气，惊蛰反映的是生物受自然节律变化的影响出现萌发生长的现象。时至惊蛰，阳气上升，天气回暖，春雷乍动，雨水增多，万物生机盎然。

（一）节气习俗

（1）吃梨。惊蛰后天气明显变暖，人们容易口干舌燥、外感咳嗽。吃梨有润肺止咳、滋阴清热的功效。

（2）听响雷。响雷是惊蛰节气的重要特征。平地一声雷，会唤起冬眠中的蛇虫鼠蚁，家里的爬虫走蚁也会闻声而起，四处寻食。听春雷乍响，农忙的序幕随之拉开。

（二）节气养生

惊蛰时节万物复苏，也是细菌、病毒容易流行为患的时期。研究发现，此时肝病、流感、水痘、带状疱疹等传染病多发，因此一定要注意个人卫生和饮食健康。

（1）起居养生。仍应坚持晚睡早起的起居原则。惊蛰时节，人们常感到困乏无力，昏沉欲睡，早上醒来比任何一个节气都迟，这就是民间常说的"春困"，这是气机升发与脏腑气血不相协调的一种表现。充足的睡眠是养肝血最好的方式。

（2）情志养生。春季春阳升发，肝阳易亢，应保持精神愉悦，使肝气顺达。日常生活应时时忌怒，避免肝气太盛，有利于避免高血压、精神疾病、肝病等故疾复发。因肝气旺易克脾土，故须注重健脾助运。

（3）饮食养生。惊蛰时节应遵循"省酸增甘，以养脾气"的养生原则，

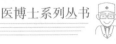
多吃性温味甘的食物以健脾。适宜多吃芥菜、姜、乌鸡、葡萄干、鸭血、枸杞子、菠菜等。此外，肝主藏血，春季要想肝疏泄有度，一定要保证肝血充足，宜多吃大枣、桂圆肉等补血养血之物。

（4）运动养生。惊蛰是阳气上升的时节，人们可抓住这个时机激发体内的阳气。但由于此时体内阳气尚未充足，所以不宜进行剧烈运动，以免阳气消耗过多而导致疾病。建议选择太极拳、慢跑、八段锦等和缓的运动项目。

（三）壮医养生

微雨众卉新，一雷惊蛰始。春季的惊蛰时节，是全年气温回升最快的时期，但是因为冷暖空气交替，天气变化依然频繁，气温波动往往较大，外邪容易侵入人体而致病，其中流感、流脑、水痘、带状疱疹等传染性疾病在这一时节易暴发流行。"流感"中医称为"感冒""温病"，重症流感称为"瘟疫"。壮医把"流感"归为"痧病""瘴病"的范畴，轻症为"痧症"，重症为"瘴毒"，是由气候反常、多雨潮湿，生活环境受到各种污染而产生瘴毒秽气所致的一类病证。

惊蛰时节，为预防流感类季节性传染病，应加强生活起居的调摄，保持室内空气清新，注意个人卫生，多晒太阳，顺应春气晚睡早起的同时注意避免熬夜。除此之外，壮医常采用壮药熏蒸进行防病保健，熏蒸所用药物可根据病情和体质而定，如感冒取肉桂、青蒿、艾叶、荆芥等煎汤熏蒸头面或全身，以祛风毒、畅通气道，使身轻体健。

壮药熏蒸疗法

壮药熏蒸疗法是在壮医药理论指导下，运用壮药燃烧产生的烟雾或煎煮壮药产生的蒸气熏蒸患处，从而达到治疗目的的一种外治方法，壮族地区称为"烘雅"。

【功效】祛风散寒，温通经络，活血化瘀，保健防病。

【适用证】风毒、湿毒、热毒内阻等引起的感冒、鼻炎、咽炎、湿疹、荨麻疹及风湿骨痛，体弱多病者可用于强壮保健。

【禁忌证】重症心脑系统疾病、开放性伤口禁用，孕妇及妇女月经期禁用。

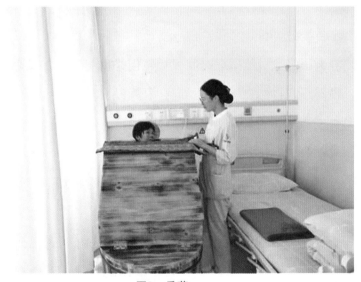

图3 熏蒸

四、春分

春分是二十四节气之中的第四个节气，平分了历时三个月的春季。春分一到，雨水明显增多，"雷乃发声"是春分时节的物候。

（一）节气习俗

（1）吃春菜。"春菜"是一种野苋菜，民间也称之为"春碧蒿"。

（2）放风筝。春分时节是孩子们放风筝的好时候，这一传统民间习俗一直流传至今。

（二）节气养生

时至春分，阴阳各半，虽然日照时数明显增加，但是因为冷暖空气交替，天气变化依然频繁，气温波动往往较大，外邪容易侵入人体而致病，因此养生应注意平衡阴阳、健脾疏肝、适度运动。

（1）起居养生。春分之后，白昼变长，顺应大自然的规律，要适当地晚睡早起。春天很多人虽然睡眠时间很长，但是易犯春困，原因是没掌握好睡眠时机，没有顺应自然之气晚睡早起，肝气没有升发，致使阳气受封杀。此外，虽然此时天气慢慢暖和起来，但是仍不时有寒流侵袭，天气变化较大，要注意添减衣被。

（2）情志养生。春季五行属木，对应五脏中的肝脏，因此春气通肝，同样的，肝脏在春季来临的时候也会表现出舒畅、生长的特性，肝气变得旺盛。如果肝气不顺，会导致上火，并有暴躁、易怒的表现，严重者可能中风昏厥。我们也可以利用春季的升发特性调理肝脏，因此春季是最适合养肝的季节。

（3）饮食养生。多吃大自然在春季赐予我们的食物，味道如春季一般清淡而甘甜，如菠菜、竹笋、香椿、豆芽、蒜苗、豆苗、韭菜等。新生的时令蔬菜水果，能为人体提供更多维生素、矿物质等。顺应肝胆升发之气，还应该吃一些具有升发之性、味道偏辛的食物，如葱、姜、蒜等，有助于发散冬季储藏的精气。

（4）运动养生。春分前后清气上升，微风飘荡，正是踏青的最好时节。青绿色入养肝脏，多看青绿色，多运动，可以疏肝养肝。但不宜剧烈运动，以微微出汗为宜。

（三）壮医养生

春困、春乏等春季的专有名词，其实并非民间杜撰，而是确有其实。春困不是病态，而是冬春交替，气温变化大，人的身体需要一个适应和调整的过程，从而出现春困，并非病态。春季困扰人们的春困、感冒、烦躁、风湿、脾胃不适等疾病或症状，壮医通过以下方法来应对。

（1）壮医推拿调春困。壮医经筋推拿在古典十二经筋理论指导下，运用松筋解结的治疗原理，结合壮族民间捏筋、拍筋、拨筋、点穴等原创手法作用于人体，起到理筋整复、舒筋活络、畅达气机的作用。

（2）壮医敷贴祛风湿。壮医敷贴疗法是将壮药敷贴于人体某些部位或穴位上，通过皮肤对药物的吸收，达到祛风毒、除湿毒、化瘀毒、消肿痛、通调龙路和火路气机的目的。

（3）壮医药浴祛风寒。壮医药浴疗法通过药物和热力的刺激，直接作用于龙路、火路在体表的网结，以祛毒为先，疏通龙路、火路之瘀滞，恢复天、人、地三气的同步运行，从而达到治疗目的。

壮医药熨疗法

壮医药熨疗法是将药物反复烫熨治疗部位或穴位，借助药力和热力作用以治疗疾病的一种壮医外治方法。

【功效】祛风毒，散寒毒，除湿毒，通龙路、火路气机，温经散寒，消肿止痛，活血通经。

【适应证】寒毒、湿毒、瘀毒内阻等引起的病证，如颈肩腰腿痛、跌打损伤、中风偏瘫、痛经、腹痛、呕吐等。

【禁忌证】皮肤有创面、溃烂，合并出血性疾病或有出血倾向，合并严重的心脑血管、肝、肾等疾病。孕妇腹部、腰骶部禁用。

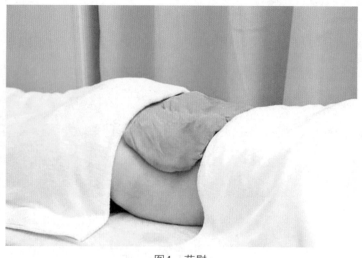

图4　药熨

五、清明

清明是二十四节气之中的第五个节气，有"气清景明"之意，正是鸟语花香的盛春时节。此时万物生长，皆清净明洁，故谓之清明。清明节又称踏青节、祭祖节。

（一）节气习俗

（1）扫墓。清明扫墓，谓之对祖先的"思时之敬"。扫墓的习俗由来已久，在秦以前就有了，但不一定是在清明之际，清明扫墓始于秦代，到唐代才开始盛行。

（2）踏青。踏青又叫春游，古时叫探春、寻春等。四月清明，春回大地，自然界到处呈现一派生机勃勃的景象，正是春游的大好时光。

（3）插柳。清明节，中国民间有插柳习俗。有的地方，人们把柳枝插在屋檐下，以预报天气，古谚云"柳条青，雨蒙蒙；柳条干，晴了天"。

（二）节气养生

清明时节也是天气多变之时，这时冷暖空气冲突剧烈，阴晴冷暖不定，极易诱发疾病，如呼吸道传染病、心脑血管病、关节病等，外出踏青时还可诱发过敏性疾病，要注意保暖，适当锻炼，合理饮食。

（1）茶饮养生。清明宜品新茶，此时气温适中，雨量充沛，明前茶、雨前茶均为一年之中的佳品。以绿茶、花茶较适宜，也可尝试喝一些药茶，如枸杞茶、菊花茶、金银花茶等。

（2）起居养生。清明起居仍应晚睡早起，由于昼夜温差依然较大，因此须注意防寒防湿，早晚及时加衣，睡前浴足可以温经散寒改善睡眠。《黄帝内经·素问·阴阳应象大论》云："春伤于风，夏生飧泄。"同时注意预防风邪入侵。

（3）情志养生。清明是中国的传统节日，也是重要的祭祀节日之一，应注意平心静气，疏肝护肝。清明扫墓之时寄托哀思要有度，思念过度易伤脾肺之气，可通过适当哭泣来解郁，适度宣泄。通过寄情于山水美景，或者琴棋书画、花鸟虫鱼等，保持肝气条达，摆脱焦虑和抑郁。

（4）运动养生。清明非常适合春游等活动，既能强健身体，又可放松心情。日常可做一些和缓的运动，如散步、打太极拳等，这种柔缓慢行的肢体运动，最能使人舒缓有度，精神焕发。过敏体质的人应尽量减少外出，或外出时戴上口罩，减少与花粉、干草、灰尘等过敏原的接触。

（三）壮医养生

壮医认为，谷道是五谷进入人体并得以消化吸收的通道。谷道上连口腔、咽喉，中有食道和胃肠，下接阴窍（大肠），贯通人体的天、地、人三部，且与大自然直接相通。其化生和调节的枢纽脏腑是"咪胴（胃）"，类似于现代医学的消化系统。清明时节，湿气较重，饮食调理更应注意，寒凉伤脾困湿的食物均不宜多吃，注意饮食适度，保护脾胃的正常功能，警惕脾胃病的发生。慎食发物，避免诱发旧病宿疾。

清明时节，往往恰逢壮族传统节日"三月三"，壮族人民会用香枫叶、姜黄、红蓝草、紫蓝草等天然植物制作节日特色美食——五色糯米饭，具有滋补、强身等作用。

壮医特色技法

壮医脐环穴针刺疗法

壮医脐环穴针刺疗法属于壮医针灸学的范畴，是在壮医理论和壮医临床思维方法的指导下，运用针具刺激人体脐部穴位（脐环穴），激发人体的天、地、人三部之气，使人体气血平衡以防治疾病的一种方法。

【功效】调气，补虚，通调三道两路，调理脏腑，疏通全身气血。

【适应证】三道两路不通所致病证，如失眠、不孕症、不育症、荨麻疹、痛证等。

【禁忌证】皮肤有创面、溃烂，合并出血性疾病或有出血倾向，合并严重的心脑血管、肝、肾等疾病。孕妇腹部、腰骶部禁用。

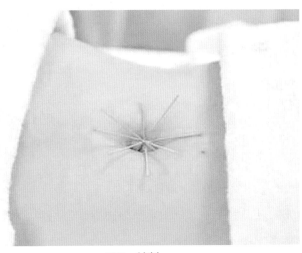

图5　针刺

六、谷雨

谷雨是二十四节气之中的第六个节气，是春季的最后一个节气。"谷雨过后再无寒，人间芳菲已向暖"。谷雨将"谷"和"雨"联系起来，蕴涵着"雨生百谷"之意，反映了谷雨节气的农业意义。

（一）节气习俗

（1）吃春。谷雨前后，香椿发芽，醇香爽口，谷雨食椿又被叫作"吃春"，香椿煎蛋、凉拌香椿、香椿拌豆腐……谷雨时节，吃一口春天的味道。

（2）采雨前茶。谷雨时节采制的茶叶常被称为"谷雨茶"或"二春茶"，为一年之中的佳品。谷雨时节，南方素有采茶之俗，被称为"雨前茶"。

（二）节气养生

谷雨节气气温回升速度加快，谷类及草木茁壮成长。此时天气变化以气温升高、雨量增多为主要特点。根据谷雨节气的自然界气候特点，养生主要应调畅情志、疏肝健脾养心，预防旧病复发和过敏性疾病的发生。

（1）饮食养生。注意饮食适度，保护脾胃的正常功能，慎食发物，避免诱发旧病宿疾。香椿具有祛风、清热解毒、止血等作用，在谷雨时节食用尤佳，但慢性疾病患者应少食或不食。谷雨宜品新茶，此时气温适中，雨量充沛，雨前茶为一年之中的佳品。

（2）起居养生。过敏是春季高发的疾病，谷雨前后是花粉产生的高峰期，各种花粉形成的漂浮物与空气中的粉尘都是潜在的过敏原。对这些过敏原敏感的人群，容易在这个时节出现面部红肿、打喷嚏、流鼻涕等症状，常让人苦不堪言。过敏体质的人群应尽量减少外出，或外出时戴上口罩，减少与花粉、干草、灰尘等过敏原的接触，同时也要加强体质调理。

（3）情志养生。谷雨依然是养肝的好时节，养肝宜清补，可食用作用柔和、药食两用的养肝护肝之品，如银耳、香菇、灵芝等。同时也可通过寄情于山水美景，或者琴棋书画、花鸟虫鱼等，保持肝气条达，摆脱焦虑和抑郁。

（4）运动养生。此时非常适合春游等活动，既能强健身体，又可放松心情。可做一些和缓的运动，如散步、打太极拳等，这种和缓慢行、通畅天地的肢体运动，最能使人舒缓有度，精神焕发。谷雨前后，杨花柳絮随风舞，很容易引起鼻痒、鼻塞和皮肤过敏等症状，户外活动要注意避开。

（三）壮医养生

壮医认为，"疾患并非无中生，乃系气血不均衡"，认为过敏性疾病多源于机体禀赋不足，每因感受风毒、湿毒、热毒，或饮食不节，风毒、湿毒、热毒内生，使毒邪阻滞于龙路、火路，壅塞于肌表，导致气血失衡，天、地、人三部之气不能同步运行而发病，属于壮医气道病范畴。壮医常用以下方法来应对。

（1）壮医药浴。"其在皮者，汗而发之"。壮医药浴采用壮药煎煮至沸腾后，取药液淋洗、浸泡全身或者局部，使皮肤受热均匀，腠理疏通，畅通龙路、火路气血，进而达到治病调摄、养生保健的作用。

（2）壮医药膳。壮医药膳在壮医辨证配膳理论指导下，由药物、食物和调料三者精制而成，既有药物治疗功效，又可以预防疾病、强身健体。

（3）壮医导引。壮医三气养生操根据壮医三气同步理论编制而成，既注重宏观功力即天、地、人三气同步运行，又注意微观功力即躯体脏腑、气血体能、经络信息的同步调节，起到养生健身、祛病康复的功效。

┌─────────────────┐
│ **壮医特色技法** │
└─────────────────┘

壮医鲜药外敷疗法

壮医鲜药外敷疗法是将新鲜的壮药捣碎成泥糊状，佐以不同的辅料制成膏糊状制剂敷贴于患处，通过刺激皮肤腠理，疏通瘀阻筋结，以解毒补虚，驱邪外出，达到治疗疾病目的的一种方法。

【功效】解毒补虚，消炎止痛。

【适应证】腰椎间盘突出症、肩周炎、颈椎病、蛇虫咬伤、疝气、乳腺炎、腮腺炎、产后腹痛等。

【禁忌证】皮肤破溃处、对鲜药过敏者禁用。

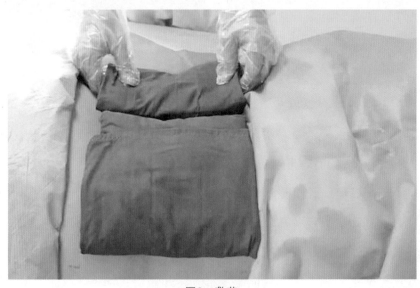

图6　敷药

七、立夏

立夏是二十四节气之中的第七个节气，夏季的第一个节气，表示孟夏时节正式开始。

（一）节气习俗

（1）吃立夏饭。在两广等地，用赤豆、黄豆、黑豆、青豆、绿豆等五色豆拌白粳米煮成"五色饭"，称作立夏饭，含有"五谷丰登"之意。立夏吃五色饭，寓意一年到头身体健康。

（2）吃立夏蛋。俗话说"立夏吃了蛋，热天不疰夏"。相传从立夏这一天起，天气晴暖并渐渐炎热起来，许多人特别是小孩子会有身体疲劳、四肢无力的感觉，并且食欲减退、逐渐消瘦，称之为"疰夏"。古人认为，鸡蛋圆圆溜溜，象征生活的圆满，立夏日吃鸡蛋的习俗是祈祷夏日平安，经受疰夏的考验。

（二）节气养生

《黄帝内经·素问·四气调神大论》有云："春夏养阳，秋冬养阴。"立夏节气，养生的关键在于顺应阴阳，让阳气更加茁壮地生长。随着天气变暖，夏热使人体的腠理开泄，如果长时间对着风扇吹或久居空调室内，会使寒凉直入身体，使人感到头昏脑涨、四肢疲乏、精神困倦，更容易受凉感冒，严重者可能引起气管炎、肺炎、关节炎等。

冷饮更应少吃，以免损伤脾胃的运化功能，出现长期食欲不振、腹痛、大便异常等症状，还会影响孩子的生长发育。因此，即便是夏季，也要注意顾护身体的阳气，少吹空调、远离冷饮，养阳的重点就是"勿贪凉"。

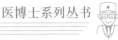

（1）预防皮肤过敏。立夏过后，气温明显升高，雨量也会增多，闷热潮湿的天气为皮肤病发作提供了条件。立夏以后需要注意预防丘疹、荨麻疹、足癣、日光性皮炎等皮肤病。

（2）预防胃肠道疾病。进入夏季以后，部分老人、儿童及消化功能不良者，易出现腹部疼痛、胃炎等各种胃肠道问题。一方面，由于入夏后人体胃口变差，消化功能受影响；另一方面，人们贪凉，嗜好冰寒的食物，胃受到强烈的低温刺激后，血管骤然收缩，影响胃肠道消化液的分泌，导致生理功能失调。

（3）预防风湿病。炎夏使用风扇、空调让人觉得舒爽，但同时人体易感受风寒之邪，加之开了空调的室内与室外温差大，极易诱发风湿病。且各个年龄段的人都可能患上此病，尤以老年人为甚。

（4）预防热伤风。夏季感冒俗称"热伤风"，属于壮医"痧病"的范畴。病情较轻者一般无发热及全身症状，或仅有低热、头痛、全身不适等症状；病情较重者常有高热，且出汗后热仍不退，并伴有头痛、沉重如裹，身体酸重，倦怠无力，口干但不想喝水，小便黄赤，舌苔黄腻等，部分患者还会出现呕吐或腹泻等症状。

（三）壮医养生

人体内天、地、人三部之气与自然界天、地、人三部之气是相互关联的，三部之气息息相通，只有达到三气同步，人体气血平衡，人才能处于健康状态。因此，人们应遵循阴阳五行生化收藏的变化规律，对人体进行科学调养，保持生命健康活力。立夏后，昼长夜短更明显，此时应顺应自然界阳盛阴衰的变化，睡眠方面也应相对晚睡早起，以接受天地的清明之气。

（1）饮食强心。夏季天气炎，热容易出汗，导致体内水分流失，消化系统功能降低。此时宜多吃稀食，如早晚吃粥，午餐喝汤，这样既能生津止渴、清凉解暑，又能补养身体。在煮粥时还可加入荷叶、绿豆等具有消解暑热、养胃清肠、生津止渴作用的食物。还可以吃一些清热利湿的食物，如西瓜、桃、乌梅、番茄、冬瓜、黄瓜等。少吃动物内脏、肥肉及过咸的食物，如咸鱼、咸菜等。

（2）锻炼强身。夏季锻炼身体应选择散步、慢跑、打太极拳等慢节奏的有氧运动，并在运动后适当饮温水，补充体液。活动强度以不感到疲惫为宜，时间不宜超过1小时，以减轻心脏负荷。根据壮医理论，锻炼可促进三部之气的同步运行，从而提高抵抗力。

（3）冬病夏治。冬病夏治是我国传统中医药疗法中的特色疗法，是主要根据《黄帝内经·素问·四气调神大论》中"春夏养阳"、《黄帝内经·素问·六节脏象论》中"长夏胜冬"的克制关系发展而来的中医养生治病指导思想。三伏天是一年中最热的时候，人体阳气发泄，气血趋于体表，皮肤松弛、毛孔扩张。根据壮医理论，风毒、寒毒、湿毒、痧毒等邪毒易乘虚而入，在机体内阻滞三道两路，使天、地、人三气不能同步而致病。此时，运用壮医敷贴疗法，将特制的壮药敷贴（三伏贴）贴于人体患处和穴位上，通过药物的刺激，调节人体天、地、人三气同步平衡，从而达到防病治病的目的。壮医三伏贴穴位敷贴疗法将"冬病夏治"的中医治未病理论与壮医穴位敷贴相结合，是夏季三伏天预防和治疗疾病的一种特色壮医外治方法，其适用范围广，可用于内科、外科、妇科、儿科等各科疾病。内科如冷哮、风寒咳嗽、虚寒腹痛，外科如痛痹、着痹，妇科如宫寒痛经，儿科如肺炎喘嗽、小儿哮喘、小儿腹泻等100多个病种，尤其适用于好发于冬季或者在冬季加重的某些虚寒性疾病。因此，壮医三伏贴穴位敷贴疗法独具特色和优势。

壮医敷贴疗法

壮医敷贴疗法是将壮药敷贴于人体某些部位或穴位上，通过皮肤对药物的吸收，达到预防和治疗疾病目的的一种外治方法。

【功效】调气血，通道路，平阴阳，祛邪毒。

【适应证】风毒、湿毒、热毒内阻等引起的感冒、鼻炎、咽炎、咳嗽、哮喘、胃痛、高血压、失眠及风湿骨痛，体弱多病者的强壮保健治疗等。

【禁忌证】皮肤损伤、溃疡、炎症、水疱、过敏等。孕妇禁用。

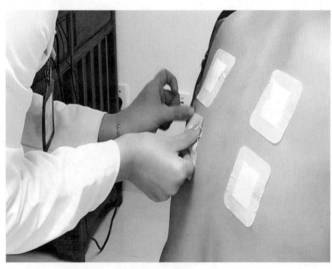

图7　敷贴

八、小满

小满是二十四节气之中的第八个节气，是夏季的第二个节气。

(一) 节气习俗

在农谚中，百姓以"满"指代雨水的丰沛程度，小满正是江南、两广地区早稻追肥、中稻插秧的时节。小满食苦菜，苦菜是中国人最早食用的野菜之一，《周书》和《诗经》上均有食苦菜的明确记载。苦菜遍布全国，多为败酱草和鱼腥草之类，二者均为药食两用中药材，有清热解毒、燥湿宽肠之功效。

(二) 节气养生

（1）忌食生冷黏腻。进入小满后，气温不断升高，人们往往喜爱喝冷饮消暑，但冷饮过量会引起胃肠不适而出现腹痛、腹泻等。由于小孩消化系统发育尚未健全，老人脏腑机能逐渐衰退，因此小孩及老人更易出现胃肠道疾病。因此，饮食方面要注意避免过食生冷黏腻食物。

（2）忌过食肥美油腻。饮食养生仍应顺应立夏节气的原则，宜减酸增苦，多吃苦瓜、菊花、陈皮、荷叶、绿茶等食物，有补益肝肾、降火消燥的作用。另外，由于小满正值5月下旬，气温明显上升，雨量增多，人的胃口有可能受到影响，容易引发风湿性关节炎等问题，因此饮食宜以清淡为主，多食赤小豆、绿豆、冬瓜、黄瓜、黑木耳、胡萝卜、番茄、鲫鱼等祛湿及清解热毒的食物，忌食胡椒、虾、蟹、牛、羊等肥腻生湿及温热助火的食物，以免增加人体燥火。

（3）忌运动发汗太过。汗为津液，小满气温渐高，人体出汗增多，易耗气伤津，损伤心阴，出现乏力、懒言等症状。因此，小满时节运动不宜过度，特别是老人，运动时让身体微微出汗即可，忌大汗淋漓。小满时节的运动方式以快步走、慢跑、武术导引等为宜。

（三）壮医养生

小满节气正值5月下旬，而5月属于"毒月"，雨水逐渐增多，天气渐趋炎热，预示着夏季闷热、潮湿的天气来临。壮医认为，小满时节前后容易诱发皮肤湿毒病，应及时调理、治疗。明代《广西通志》载："岭南外区，瘴疠熏蒸……下湿上蒸，病死必多。"《金匮要略》载："邪气中经，则身痒而瘾疹。"中医的"瘾疹"即为风疹、荨麻疹。

"瘾疹"在壮医学中属"能晗能累（湿疹）"的范畴，主要是湿毒、热毒、风毒自体外入侵，或道路脏腑功能失调，湿毒、热毒、风毒内生，阻滞于龙路、火路，通过气血运行蕴结于肌表皮肤，使皮肤道路壅塞，气血不畅，失去协调平衡，天、地、人三部之气不能同步运行而发为本病。或因禀赋不足，道路功能低下，气血偏衰，使龙路、火路滋养肌表功能不足，皮肤失养、干燥而发为本病。壮医认为，毒、瘀是"能晗能累（湿疹）"发生和持续的先决条件；虚是慢性湿疹发生、加重和持续的根本原因，故治疗上重点在于解毒和祛瘀，并将补虚贯穿始终。

经过长期的临床验证，药浴对于缓解湿、痒等症有着很好的效果。药浴是祖国传统外治疗法，是我国古代劳动人民在与疾病做斗争过程中的智慧结晶。考古资料证明，药浴源远流长，远在旧石器时代壮族先民学会用火之时即有萌芽，是千百年来壮族人民赖以防病治病的有效手段和方法之一。现代研究也表明，药浴可使药物的有效成分对肌肤产生刺激或透入人体内，改善血液循环，加速皮肤代谢，消除或减轻局部病灶；还可提高血液中某些免疫蛋白的含量，增强肌肤的弹性和活力。可见药浴不仅是一种重要的临床治疗手段，同时也可以用于预防保健。

壮医特色技法

壮医药浴疗法

壮医药浴疗法是采用壮药煎煮至沸腾后，用蒸气熏蒸皮肤患处，待药液温度适宜后，再用药液淋洗、浸泡患处或全身，通过药物和热力的刺激，直接作用于龙路、火路在体表的网结，以祛毒为先，疏通龙路、火路之瘀滞，直达病所，祛毒外出，恢复天、地、人三气的同步运行，从而达到治疗目的一种方法。

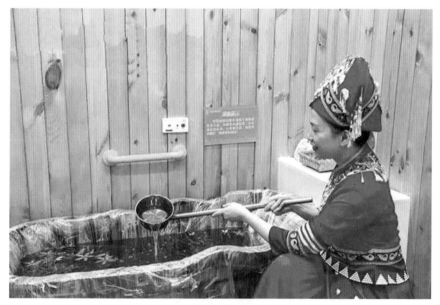

图8 兑药

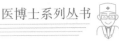
【功效】祛风毒，散寒毒，除湿毒，解毒消肿，活血化瘀，除湿止痛，扶正祛邪。

【适应证】寒毒、湿毒、瘀毒内阻等引起的病证，如跌打损伤、颈肩腰腿痛、中风偏瘫、皮肤病等。

【禁忌证】皮肤有创面、溃烂，出血性疾病，重症心脑血管疾病，恶性肿瘤。孕妇或妇女经期禁用。

九、芒种

芒种是二十四节气之中的第九个节气，有"农忙"之意。

(一)节气习俗

芒种期间，民间有"送花神""嫁树"等有趣的习俗。在我国南方，每年五六月是梅子成熟的季节。青梅含有多种天然优质有机酸和丰富的矿物质，具有降血脂、消除疲劳、美容、调节酸碱平衡、增强人体免疫力等独特保健功能。但是，新鲜梅子大多味道酸涩，难以直接入口，需加工后方可食用，这种加工过程便是煮梅。三国时就有"青梅煮酒论英雄"的典故。

(二)节气养生

(1)起居养生。芒种防病要根据节气的气候特点，在精神调养上应该保持轻松、愉快的状态。夏日昼长夜短，起居宜晚睡早起，以顺应阳气的充盛，有利于气血运行。此时节湿气较重，易困阻人体阳气，使人处于懒散的状态，中午休息30分钟左右，可以缓解疲惫，保持良好的精神状态。

(2)饮食养生。芒种时节雨水较多，天气炎热，故此时在饮食养生方面宜清热祛湿、健脾益气。药王孙思邈提倡"常宜轻清甜淡之物，大小麦曲，粳米为佳"，元代著名医学家朱丹溪提倡"少食肉食，多食谷菜水果自然冲和之味"。因此，芒种期间可以多食果蔬，如西瓜、菠萝、黄瓜等，这些果蔬含有丰富的维生素、蛋白质，可提高机体的抗病能力。

(3)运动养生。忌发汗太过，防晒护肤。芒种时节已属于夏季，此时人体阳气升发，经常外出晒太阳，适当运动，可顺应人体阳气升发，利于人体气血的运行。锻炼可选择早晨及傍晚，运动时避免大汗淋漓，中午气温渐高时尽量避免运动。

（三）壮医养生

芒种天气渐趋炎热，预示着夏季闷热、潮湿的天气来临，这时候空调派上大用场。有了空调我们就有一个凉快的夏天，但是长期使用空调对人体健康的不利影响也越发明显。在封闭或相对封闭的空调环境中，空气流动较差，造成室内空气中氧气的含量降低，长期生活在空调房里，可能会导致人体的免疫力下降，容易出现肢体酸痛、头痛头昏、疲劳失眠、血压升高、心跳加快、感冒发热等"空调病"。

壮医认为"空调病"与"痧"有关，属于壮医气道病范畴。壮医认为，气道是人体之气与大自然之气相交换的通道，进出于口鼻，其枢纽在肺。壮医对气极为重视，认为气是动力，是功能，是人体生命活力的表现。气虽然肉眼看不见，但可以感觉到，一呼一吸，进出的都是气。痧气入侵，气道首当其冲，气道不畅，可出现感冒、头痛身疼、鼻塞、流涕、咳嗽、咳血、胸痛气喘、胸胀闷等。

"痧"又名发痧、痧气、痧麻等，相当于中医学的湿温、中暑。该病以全身胀累、头昏脑涨、胸腹烦闷、恶心、倦怠乏力、胸背部透发痧点，甚则昏迷、四肢厥冷、或吐或泻、或寒或热、或胀或痛、或唇甲青紫等为主要表现。痧属暑热湿毒夹杂，病程缠绵，若治疗不当，每易变生他病。故民间壮医有"万病从痧起"之说。

在"痧病"的诊断上，壮医与中医及现代医学的诊疗思路基本一致。但是在治疗上，壮医以解痧毒、通调气道为主，治疗方法丰富，善于运用外治方法，均取得显著效果。目前常用的外治方法有壮医刮痧疗法、壮医药线点灸疗法、壮医滚蛋疗法、壮医药物竹罐疗法等。

壮医特色技法

壮医滚蛋疗法

壮医滚蛋疗法是用药物浸煮过的蛋在身体相关部位来回滚动，通过刺激龙路、火路的体表经络，达到鼓舞正气、驱毒外出、调节气血的一种外治方法。

【功效】散风寒，通经络，调气血，祛邪毒。

【适应证】各类痧病，如感冒、发热、咳嗽等；风湿寒痹，跌打损伤，肌肉关节疼痛等。

【禁忌证】开放性伤口、感染性病灶禁用。

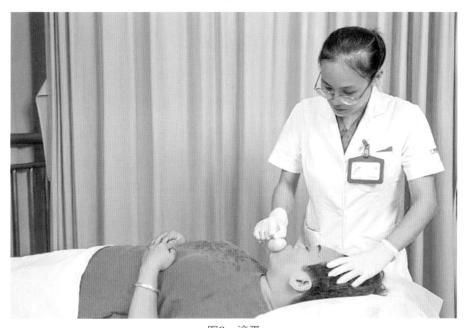

图9 滚蛋

十、夏至

夏至是二十四节气之中的第十个节气，夏季的第四个节气。夏至，表示盛夏时节正式开始，炎暑将临，雷雨增多，是农作物进入生长旺季的一个重要节气。

（一）节气习俗

夏至时节，万物繁茂。江南的夏至习俗里有所谓的"见三新"，就是吃些这个时节长出来的鲜嫩物，典型的"三新"有樱桃、蚕豆和竹笋，或者因地制宜替换为青梅、麦子、豌豆之类。

（二）节气养生

（1）饮食清淡。夏日炎炎，伴随着温度的升高，人们容易心烦意乱，出现失眠、口腔溃疡等上火症状。传统中医认为，夏季属火，火气通于心，人的心神易受到扰动，出现烦躁易怒、心神不宁。因此，饮食上应加强对心脏的养护，以清淡为主，如银耳莲子粥、绿豆粥、荷叶粥等。

（2）补充蛋白。高温湿热的天气易导致人体的抵抗力下降，饮食上切记要补充富含蛋白质的食物，如鱼、瘦肉、蛋、奶和豆类等。合理调整饮食结构，做到以适量蛋白、低脂肪、易消化、充足维生素和矿物质为主。

（3）多食蔬菜。夏季暑湿之毒会影响人体健康，这时多吃些凉性蔬菜，可起到生津止渴、清热解暑的作用，如苦瓜、黄瓜、番茄、茄子、芹菜、生菜等。另外，夏季是肠道疾病多发的季节，可多吃些具有杀菌功效的大蒜、洋葱、韭菜、大葱、香葱等。

（4）适度运动。酷暑炎炎，容易出汗，汗为心之液，运动时莫大汗淋漓，防止耗损心阴。可选择相对平和的运动，如散步、太极拳、瑜伽等，且运动后要适当饮温水，补充体液，一旦过度出汗，容易耗损人体的心阴，导致耗气伤津，出现身体倦怠、乏力、少气懒言、口干咽燥等症状。

（三）壮医养生

农历五月古称仲夏、午月、雨月、恶月，是万物生长繁茂、各类应季果蔬纷纷上市的季节。但由于时近盛夏，湿热郁蒸，蚊蝇滋生，百虫活跃，多种常见疾病也在此时趁机流行起来。因此，壮族先民就特别重视这一时间段的疾病防疫和健康养生。时至今日，从五月初五的端午节开始，在门墙上挂石菖蒲、艾叶、青蒿，食用大蒜，或用雄黄辟邪杀菌，甚至饮用极少量雄黄酒仍是重要的传统民俗。农历五月，壮族民间多在居室内焚烧苍术、艾叶、柚子皮等，又习惯涂搽雄黄，于门上悬挂石菖蒲或艾叶，利用其芳香气味开窍化湿辟秽，以防止病邪侵入人体，从而达到防病保健的目的。

壮医擅用鲜草药，认为农历五月的草药根肥叶茂，药力宏大，疗效最好。这时采用石菖蒲、佩兰、艾叶、青蒿等干燥后制成药物香囊，佩戴于胸前，意在扶正祛瘴，有预防流行病的作用。在瘴病流行季节，壮族村寨里无论男女老幼都佩戴这种药物香囊，用于预防或减少瘴疫的发生。这些防瘴习俗一直沿用至今，称之为"壮医佩药疗法"。

此外，还有壮医药浴疗法。端午前后，壮族民间常用柚子叶、艾草、石菖蒲、半枫荷等药物及其他广西道地壮瑶药煮水洗浴全身或局部，不论男女老幼，全家都洗，此节日习俗至今尚存，且广泛流行。从现代研究来看，壮医药浴是借温度、机械力和药物功效三者的作用，以达到促进血液循环、加快新陈代谢、调节经络脏腑、消瘀止痛、舒筋活络、接骨续筋、温筋散寒、祛风除湿、调节关节功能障碍的目的，同时还有防病健身作用。

壮医药物竹罐疗法

壮医药物竹罐疗法是用煮沸的壮药液加热特制的竹罐，再将竹罐趁热吸拔于治疗部位上，以治疗疾病的一种壮医外治方法。

【功效】祛风毒，除湿毒，化瘀毒，通龙路、火路气机，活血舒筋，散寒止痛，拔毒消肿等。

【适应证】本疗法的适应证较广，各科疾病均可应用，主要用于寒毒、瘀毒所致之病证，如痧病、颈椎病、颈背腰腿痛、半身不遂、肌肤麻木不仁、骨折愈后瘀积、跌打损伤、头痛、带状疱疹后遗神经痛等。

【禁忌证】皮肤有创面、溃烂，合并出血性疾病或有出血倾向，合并严重的心脑血管、肝、肾等疾病，精神病。身体极度虚弱，孕妇禁用。

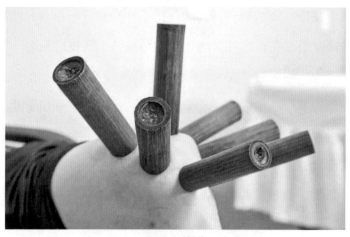

图10　拔罐

十一、小暑

小暑是二十四节气之中的第十一个节气。"小暑大暑，上蒸下煮"，"小暑过，一日热三分"，代表着热天的来临，正所谓"万瓦鳞鳞若火龙，日车不动汗珠融"。同时，小暑也是全年降水量最多的一个节气。

（一）节气习俗

壮族先民会用新米做好饭，供祀五谷大神和祖先，祈求秋后五谷丰登。然后开开心心地品尝新酒等。民谚有云："六月六，人晒衣裳龙晒袍。"小暑前后，日照时间最长，所以家家户户多会不约而同选择这一天"晒伏"，把存放在箱柜里的衣服晾到外面接受阳光的暴晒，以去潮去湿，防霉防蛀。

（二）节气养生

（1）黄鳝赛人参。小暑前后一个月的黄鳝肥壮、粗大、结实、味美，李时珍的《本草纲目》载其"性味甘温无毒，入肝、脾、肾等三经，可补虚损、强筋骨、祛风湿"。这个时期往往是慢性支气管炎、支气管哮喘、风湿性关节炎等疾病的缓解期，根据冬病夏治的说法，此时用黄鳝滋补更能起到补中益气、补肝脾、除风湿、强筋骨的作用。

（2）食藕清热。藕具有清热、滋阴养血、除烦等功效，适合夏天食用。对老年人来说，藕是补养脾胃的好食材。此外，藕也是高血压、肝病、食欲缺乏、缺铁性贫血、营养不良者的保健食物。鲜藕切片后加适量蜂蜜食用，有安神助眠之功效。

民间有谚云："冬练三九，夏练三伏。"这是古代先民长期养生修炼的经验总结。现代医学证明，在炎热的高温天气，人体内会产生一种应激蛋白，可抵抗暑气对人体的伤害。在大寒大暑中锻炼身体可提高身体适应不同环境

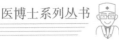

的能力，因此古人认为养生修炼得道的人可以不避寒暑，百毒不侵。但是，在现实生活中，夏练三伏要注意避开高温时段，防止中暑，特别是年老体衰之人和孩子，由于其适应不同环境的能力较低，所以这类人在三伏天还是避暑气为妙。平时适当运动，如在傍晚或早上适当慢跑、快走、打太极拳、游泳等，加快血液循环，促进新陈代谢，提高机体免疫力。运动也尽量选择在室内，避免运动量过大、出汗过多。

（三）壮医养生

（1）静心为上，注意休息。

小暑时节，气温逐渐升高，天气变得炎热，是暑热之邪最易伤人的时候。暑邪致病主要在夏至以后、立秋以前，具有明显的季节性。中医认为，暑为阳邪，其性炎热，易伤津耗气，内扰心神，严重者导致高热心烦、面赤烦躁等暑热证。因此，炎炎夏日，调养心神非常重要，凡事不宜急躁，否则心火妄动，加之外界的酷暑和火热邪气，即所谓"内外合邪"，易出现伤暑之证。尤其是心脑血管疾病、呼吸系统疾病等患者，应该注意要身处凉爽的环境，保持愉悦的心情，以减少意外事件的发生。

另外，夏季白昼时间延长，人们起居作息亦需做出相应调整，注意适当休息，减缓工作节奏。在中午气温最高、阳气最盛之时，适当安排午休，不要在烈日下长时间剧烈运动，并且及时补充水分，以防津液大量流失而出现身体不适。

（2）合理膳食，冷热适宜。

小暑节气属于长夏，是湿气较重的时候。而暑邪的特点之一便是"暑多夹湿"，即多兼夹湿邪一起致病，两者相合导致病情复杂多变。壮医将五谷进入人体并得以消化吸收的通道称为谷道，即食道和胃肠道。暑湿之邪侵犯谷道，往往影响脾胃运化功能，出现胃口不佳，脘腹饱胀，或者肠鸣腹泻等症状。所以小暑时节又是肠胃炎高发的时期。

这段时期的养生要注意合理饮食，荤素搭配，以清淡为佳。有人因为酷热炎炎，喜欢冰冻饮料，从冰箱中拿出冷饮直接饮用，似乎感觉很舒爽，但这种做法是不正确的。冰冷之品直接进入胃肠道，不仅损伤消化道黏膜，还影响胃肠道蠕动。冰冷之品属于湿冷邪气，会困厄中焦，导致谷道功能障碍。这也是很多人在恣意饮用冰冻饮料后往往感觉胃肠道很不舒服，但又无可名状的原因。有人喜欢进食辛辣、烧烤之品，吃得浑身出汗感觉很畅快，这也不妥。夏日炎炎，多食辛辣，使体内火热之邪更盛，容易出现口腔溃疡、便秘、痤疮等。因此，要注意合理饮食，不贪冰冷，不食过热，可适当进食一些药食两用之品，如莲子、木瓜、银耳、薏苡仁等，可以多吃萝卜、番茄、冬瓜等清暑化湿之品，还可以多吃新鲜蔬菜、淡水鱼等，尽量少吃辛辣、油腻之品。

壮医特色技法

壮医经筋疗法

壮医经筋疗法是在古典十二经筋理论指导下，结合壮族民间捉筋理筋术，总结出的以理筋手法、多种针刺方法、拔火罐疗法相合，以达到防病治病目的的一种壮医特色技法。

【功效】祛风毒，除湿毒，化瘀毒，散寒毒，通龙路、火路气机，行气活血，松筋解结。

【适应证】寒毒、湿毒、瘀毒内阻所致的病证，如颈椎病、肩周炎、网球肘、胸椎功能紊乱症、腰椎间盘突出症、骨质增生症、第三腰椎横突综合征、臀上皮神经炎、梨状肌损伤、退行性膝关节炎、神经性头痛、周围性面瘫、脑血管意外后遗症等。

【禁忌证】皮肤有创面、溃烂，合并出血性疾病或有出血倾向，合并严重的心脑血管、肝、肾等疾病，精神病，身体极度虚弱。孕妇禁用。

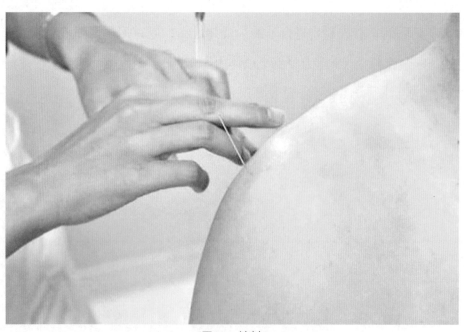

图11　针刺

十二、大暑

大暑是二十四节气之中的第十二个节气。"小暑不算热，大暑三伏天"，大暑是一年中最为炎热的时节。人们刚刚领教了小暑焦金流石的酷热，这段正值三伏天中伏前后的大暑，给人的感觉更是酷暑难耐。

（一）节气习俗

（1）饮伏茶。伏茶，顾名思义，是三伏天喝的茶。古时候，壮族地区的屯里人常用毛冬青、苦丁茶、葫芦茶等十多味新鲜壮药、草药煮茶水，放在村口的凉亭里免费给来往路人喝，有清凉祛暑的作用。

（2）晒伏姜。三伏天时，壮族人民会把生姜切片或者榨汁后与红糖搅拌在一起，装入容器中蒙上纱布，于太阳下晾晒后食用，对壮医谷道病（慢性胃病）有奇效，并有调补谷道、温暖保健的功效。

（3）吃仙草。"六月大暑吃仙草，活如神仙不会老。"仙草又名凉粉草、仙人草，唇形科仙草属草本植物，是重要的药食两用植物资源。由于其神奇的消暑功效，被誉为"仙草"。两广地区很多人家都会用仙草制作凉粉，是一种极好的消暑甜品。

（二）节气养生

（1）少食冷饮，宜多食祛湿之品。

常见慢性病（如冠心病、糖尿病、哮喘、慢性支气管炎、胃病等）患者可因过食生冷寒凉之物而导致疾病复发、加重，故夏季虽热，也须忌食生冷。水果虽味美，亦要适量，冷饮冷食只能暂时解渴且有中伤脾胃之嫌，故以热食热饮为佳。

饮食上宜清热消暑、健脾益气，可进食鸭肉、鲫鱼、虾、瘦肉、蘑菇、

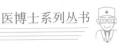

银耳、薏苡仁及应季的水果蔬菜，做到荤素搭配。亦可适当进补消暑解渴的汤水，如绿豆海带汤、苦瓜排骨汤、冬瓜薏米老鸭汤等。老年人、儿童及脾胃功能虚弱者可适当食粥，如山药小米粥、扁豆粳米粥、百合荷叶薏米粥等。

（2）暑期旅行，应常备防暑药品。

暑热蒸腾，外出时需备遮阳物品和充足的水，亦可随身携带藿香正气液、十滴水、风油精等防暑降温的药品应急。若伤于暑，应立刻脱离中暑的环境，转移到阴凉的地方，立刻补充水分，使用解暑药品。中医常用的解暑中草药有金银花、苦参、龙胆草、鱼腥草、薏苡仁、白蔻仁、藿香、佩兰等，并可配合壮药毛冬青、葫芦茶、苦丁茶、玉叶金花、两面针等使用。也可携带装有山奈、肉桂、茴香、丁香、藿香、佩兰、艾草等清暑除湿辟秽的壮药香囊，以祛湿毒、通气道，用于预防暑湿外感。

（3）夏季锻炼以疏通经络、畅达气血为度，切勿过度发汗。

夏季暑热使毛孔张大，可将相当一部分的病邪通过"微汗"的方式发散出去，故户外运动最为宜，晨间及傍晚慢跑、快走、做体操、高抬腿、跳广场舞等是适合各年龄段人群的运动。

但是，中医认为汗为心之液，故有"汗血同源"之说。过度出汗耗气伤津，是在损耗人体的正气，让暑湿之邪有可乘之机，因此必须适度运动。此外，夏练三伏要注意避开高温时段以防中暑，特别是年老体衰之人和孩子适应不同环境的能力较弱，因此这类人群在三伏天中应尽量避暑气。

（三）壮医养生

（1）晚睡早起，莫贪空调避凉风。

《黄帝内经》认为，夏季养生应与夏气相应。夏季闷热，昼长夜短，人晚间的睡眠应遵守"晚睡早起"的原则。建议22点要入睡，最晚不能迟于23点，子时（23点至次日凌晨1点）肝经正盛，诸血归肝，熬夜易耗伤肝血。对于早起，应天亮即起，大概早上5~6点就应该起床了。暑热易伤津耗气，人易疲劳倦怠，午间高温时段暑气旺盛不宜外出，中午应睡养生觉。

俗话说，夏夜避风如避箭。天气虽热，但别贪凉，空调房不宜久待，睡眠需避凉风，不睡地板，不野外露宿，不在风扇、空调下及风口处睡觉，否则轻者可导致热伤风、面瘫、关节痛、腹泻等，重者可危及生命。

（2）冬病夏治，壮医龙脊灸扶正养阳正当时。

壮医认为，艾灸温通温补疗效确切。一方面，艾灸温补法应用于临床由来已久。如《扁鹊心书·须识扶阳》载："人于无病时，常灸关元、气海、命关、中脘……虽未得长生，亦可保百余年寿矣。"《黄帝内经·灵枢·官能》曰："阴阳皆虚，火自当之。"另一方面，艾灸督脉、足太阳膀胱经及背俞穴可调和五脏六腑，与慢性病的防治及养生康复的调理关系密切。杨玄操在《难经集注》中曰："内脏有病则出行于阳，阳俞在背也。"

壮医特色技法

壮医龙脊灸疗法

壮医龙脊灸疗法是指在壮医理论指导下，采用由多种壮药材、艾绒制成的壮药艾炷，间接灸灼壮医龙脊穴，使背部产生温热或轻度灼痛的刺激，以调节人体气血平衡，促进人体三气同步，从而防治疾病的一种外治方法。

【功效】祛风毒，散寒毒，除湿毒，通龙路、火路气机，舒筋通络等。

【适应证】适用于临床各科多个病种，尤其对风湿痹证、寒性疼痛、跌打损伤等局部病证具有相当好的疗效，对某些因脏腑功能失调引起的全身性疾病也有一定的治疗作用。

【禁忌证】皮肤有创面、溃烂，精神病，身体极度虚弱。过敏者慎用，孕妇禁用。

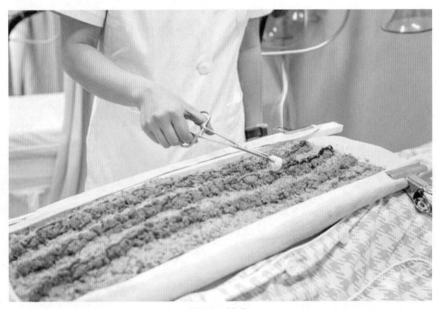

图12　施灸

十三、立秋

立秋是二十四节气之中的第十三个节气。"早上立了秋，晚上凉飕飕"，立秋之后，天气逐渐变得秋高气爽，月明风清。此后，气温逐渐下降。

（一）节气习俗

旧时民间流行在立秋这天以悬秤称人，将体重与立夏时对比。一般而言，盛夏酷暑难当，胃口欠佳，体重大都会减少一点，所以又叫"苦夏"。秋风一起，胃口大开，想吃点好的，增加点营养，补偿夏天的损失，补的办法就是"贴秋膘"，即在立秋这天吃各种各样的肉，如炖肉、烤肉、红烧肉等，以肉贴膘。

需要注意的是，贴秋膘是在农耕时代考虑到夏季人体消耗较大，进入秋季后，人们应该多吃肉类，增加营养，储备脂肪，以备过冬御寒形成的一种传统。但是，由于目前饮食结构的改变，日常生活中人们摄入的脂肪、蛋白质含量并不低，所以贴秋膘需谨慎。对于心脑血管病患者或者老年人，盲目贴膘反而容易导致疾病发作或反复，甚至加重。

（二）节气养生

（1）清热化湿，健脾润肺。

秋季燥气当令，易伤津液。肺对应秋季，为娇脏，喜润恶燥，故饮食原则应以清热化湿、健脾润肺为主，多食用一些滋阴润肺的食物，如粳米、糯米、南瓜、萝卜、蜂蜜、芝麻、百合、银耳、梨等，少吃煎炸、辛辣等食物。立秋之后，天气转凉，生食大量水果容易引发胃肠道疾病。因此，脾胃虚寒者不宜食用过多寒凉食物。

（2）适当运动，舒展筋骨。

秋季天高气爽，是户外活动的黄金季节，老年人可根据自身状况和爱好，选择不同的锻炼项目，如健身操、慢跑、武术及各种球类运动，能增强血液循环，改善心肺功能和脑的血液供应。

（3）当心流感，调理脾胃。

立秋后由于气温多变，是感冒最容易流行的季节。因此，应及时增减衣物，多开窗通风，保持室内空气清新。还可以坚持用冷水洗脸鼻，有助于预防感冒。

立秋之后，广西地区白天气温还是较高的，刚经过苦夏的煎熬，很多人往往有乏力、食欲不振等脾胃虚弱的临床表现，在初秋这段时间，应该通过清热、利湿、健脾等方法调理脾胃，以排出体内的湿热之邪，促进脾胃功能的恢复，为冬季养生做好准备。

（4）谨防秋燥。

立秋过后，天气依然以闷热为主，所谓"秋老虎"就出现在这段时间。"秋老虎"是我国民间对立秋后重新出现短期炎热天气的俗称。此时，天气也逐渐转为凉爽，人极易倦怠乏力，夏季过多的耗损应在此时及时补充，因此秋季亦应特别重视养生保健，注意防止秋燥。

秋燥是人在秋季感受燥邪而发生的疾病。燥邪从口鼻侵入，初起即有津气干燥的症状，如鼻咽干燥、干咳少痰、皮肤干燥等，甚则全身燥热、口唇干裂、心神不宁、神倦乏力等。其中，老人、儿童和妇女尤其需要警惕。

（三）壮医养生

壮医认为，人为万物之灵。人与动物之间同气相求，血肉有情之品可以补虚，故临床上常用动物药来调气、补虚。取象比类，每种动物的脏器或特定部位，可以调节或增强人体相应脏器或特定部位的功能或机能，在临床上具有特定的用途，发挥特殊的治疗作用。

壮医民间流行最广、知晓度最高、群众最认可的食疗理念是"吃什么，补什么""一方水土养一方人"，这作为壮医食疗理论的基础，是有一定道理的。壮医食疗法是在壮医辨证配膳理论的指导下，使用药物、食物和调料三者精制而成既有药物功效，又有食物美味的特殊药膳，食用以达到防病治病、强身益寿目的的方法。

壮医药膳是中医药膳的组成部分，它除了与中医药膳具有共性，其本身还具有时代性、民族性、地域性，是壮族饮食文化的一种特色。常见的壮医食疗方法有以下几种：药酒食疗，如金樱子酒、稔子酒、酸梅酒；药膳食疗，如三七鸡、五指毛桃鸡；药粥食疗，如淮山薏米粥、牛大力粥、玉郎伞粥；药饭食疗，如大力千斤饭、倒水莲桂圆饭；腌酸食疗，如牛甘果、杨梅腌酸；药汤食疗，如九龙藤猪脚汤。

壮医特色技法

壮医刺血疗法

壮医刺血疗法是针刺人体的一定穴位或部位，运用挤压或拔罐等方法使针眼出血来达到治病目的的一种方法。

【功效】调整阴阳，调理气血，止痛消肿，通调龙路、火路气机。

【适应证】火毒、热毒炽盛的阳证、实证、热证，如痧病、外感发热、痛风及类风湿性关节炎、强直性脊柱炎等风湿病；跌打损伤瘀积；颈肩腰腿痛，腱鞘炎；带状疱疹后遗神经痛；痧积，急性咽炎，目赤肿痛；昏厥，中暑；疮、痈、无名肿毒等。

【禁忌证】出血性疾病，有出血倾向或损伤后不易止血，局部皮肤溃烂，合并肝、肾等严重原发性疾病，精神病，体质虚弱、极度消瘦。

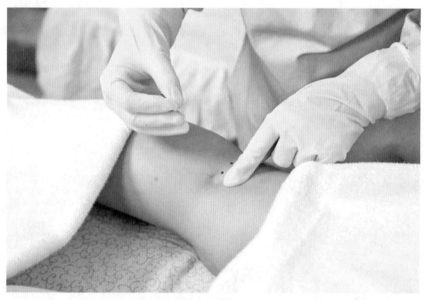

图13　刺络

十四、处暑

处暑是二十四节气之中的第十四个节气。"处暑天还暑，好似秋老虎"，"七月中，处，止也，暑气至此而止矣"。处暑后中国长江以北地区气温逐渐下降。虽然秋季在意义上已经来临，但在两广地区，夏季的暑气仍然未减。

（一）节气习俗

（1）迎金秋。处暑之后，秋意渐浓，暑气止，就连天上的云彩也显得疏散而自如，正如民间"七月八月看巧云"之说，其间就有"出游迎秋"之意。

（2）吃老鸭。民间有处暑吃老鸭的传统，做法五花八门，有白切鸭、柠檬鸭、子姜鸭、烤鸭、荷叶鸭等。尤其在广西，中元节都会选择吃鸭子。老鸭全身都是宝，鸭肉味甘、咸，性凉，具有滋阴养胃、利水消肿的功效，适用于骨蒸潮热、小便不利、遗精、月经不调等。

（3）煎药茶。此习俗始盛行于唐代。每当处暑时节，家家户户有煎凉茶的习惯，意谓入秋要吃点"苦"，在清热、去火、消食、除肺热等方面颇有好处。两广地区气候湿热，药茶文化尤为盛行，此外亦有"处暑酸梅汤，火气全退光"的谚语。

（二）节气养生

处暑期间的天气特点是白天热，早晚凉，昼夜温差大，降水少，空气湿度低。处暑节气正处在由热转凉的时期，自然界的阳气由疏泄趋向收敛，人体内阴阳之气的盛衰也随之转换。

（1）关注天气，增减衣物。

处暑过后，昼夜温差变大。昼热夜凉的天气，对人体阳气的收敛提供了

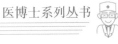
良好的条件。这个时候不要急于添衣，而应顺应"春捂秋冻"的养生之道，目的是让人体体表温度不要过高，有助于人体毛孔的闭合，利于卫表的固涩和阳气的收敛。但是需要注意的是，因为早晚气温低、多风且光照强烈，要根据天气适度添衣，做好保暖、防风、防晒，以避免受凉、受风和日光性皮炎的发生。

（2）尤重清补，保护脾胃。

秋风一起，胃口大开，食欲改善，到了补充能量的时节，但是饮食应该避免马上进食肥甘厚味，而应该徐徐图之，保持清淡饮食，合理营养，可根据身体情况进食桂圆、大枣、枸杞子、羊肉等温补食物。

此时的饮食应以清补和调理脾胃为主，适量增加优质蛋白质的摄入，如鸡蛋、瘦肉、鱼、乳制品和豆制品等，以补充能量。可适当多吃新鲜蔬菜水果，有利于加速体内废物的代谢和维生素、膳食纤维的及时补充。

（3）改变习惯，充足睡眠。

夏季昼长夜短，天气闷热，入睡困难，天亮较早也影响了人的睡眠时长，经过一夏，很多人都出现了睡眠不足的情况。处暑后天气变凉，白天逐渐变短，夜间逐渐延长，人们就该改变夏季晚睡早起的习惯，尽量争取在23点前入睡，并且适度地推迟起床时间，使睡眠时间延长，保障睡眠的时长和质量，有条件或必要时还可以睡个午觉，以助精力恢复，化解困顿的情绪。夜间睡眠时应该关好门窗，注意盖被保暖，防止秋风侵袭，使身体受凉而诱发疾病。

（三）壮医养生

防治"秋老虎"，壮医药有妙招。处暑已至，地处华南的广西依旧炎热，丝毫没有要入秋的意思，因为有一头"秋老虎"还在广西盘踞。"秋老虎"一般发生在8~9月，持续7~15天。壮医认为"秋老虎"易侵犯人体致病，其发病与"痧"有关，属于壮医气道病范畴。

痧又名发痧、痧气、痧麻等，以全身胀痛、头昏脑涨、胸腹烦闷、恶心、倦怠乏力、胸背部透发痧点，甚则昏迷、四肢厥冷、或吐或泻、或寒或热、或胀或痛、或唇甲青紫等为主要表现。壮医目诊可见眼睛脉络较红、散乱，甲诊可见甲红紫。痧症一年四季均可发生，以夏末秋初时节多见。本病多由体弱气虚者外感痧毒、热毒、暑毒等，或饮食不节，内伤谷道，发而为痧。痧症治疗不当，每易变生他病，故民间壮医有"万病从痧起"之说。

民间壮医对痧病的分类十分繁杂，达上百种之多，涉及内科、外科、妇科、儿等。如按发病缓急分，有轻痧麻和重痧麻；按兼症分，有哑巴痧、绞肠痧、标蛇痧、痧麻夹色等；按性质分，有寒痧、热痧、暑痧、风痧、阴痧等。但临床上习惯只分热痧、寒痧、蚂蟥痧、红毛痧、标蛇痧等，对于各型痧病的治疗基本相同或相似。可采用壮医刮痧疗法治疗，以牛角制成的刮痧板及特制针、竹罐为刮痧工具，以山茶油为刮痧介质，对人体进行治疗，以清热泄毒、行气祛湿、活血化瘀、舒筋通络。

壮医特色技法

壮医刮痧疗法

壮医刮痧疗法是以壮医理论为基础，利用刮痧器具在患者皮肤相关经络穴位反复刮拭，通过良性刺激，充分激发天、地、人三部之气，使三气同步，以疏通三道两路、活血化瘀、排毒，达到治疗和预防疾病目的的一种独特的方法。

【功效】调气血，通道路，祛邪毒。

【适应证】各类痧病、咳嗽，颈肩腰腿痛，急慢性胃肠炎，头痛，三叉神经痛，肥胖症等。

【禁忌证】皮肤有损伤及皮肤病；有出血倾向；严重心脏病、肾衰竭、肝硬化腹水、全身重度水肿，体型过于消瘦。大病初愈、重病、气血亏虚及饱食、饥饿状态下不宜刮痧，孕妇的腹部、腰骶部及妇女的乳头禁刮痧。

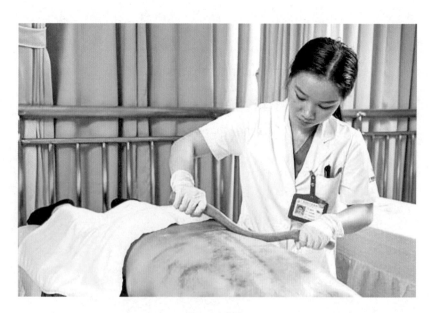

图14　刮痧

十五、白露

白露是二十四节气之中的第十五个节气。此时,天气渐转凉,清晨时可见露珠,色白透亮,故得名。《月令七十二候集解》中记载,"水土湿气凝而为露,秋属金,金色白,白者露之色,而气始寒也"。

(一)节气习俗

(1)采白。我国南方有过白露节的习俗。人们于当日采集"十样白"(也有"三样白"的说法),即十种带"白"字的草药,如白豆蔻、炒白术、白茯苓等,与"白露"字面上相应,用以煨老鸭或乌鸡,据说食后可滋补身体,祛关节风气(关节炎)。

(2)饮白露茶。白露时节的茶树经历了夏季的酷热,此时正是生长的最佳时期。白露茶既不像春茶那样鲜嫩、不经泡,也不像夏茶那样干涩味苦,而是有一种独特的甘醇清香味,尤其受老茶客喜爱。

(3)吃龙眼。龙眼肉具有补益心脾、养血安神之功效,既可治疗气血亏虚所致的心悸、失眠健忘、神经衰弱等症,又可食疗养生。白露时节的龙眼个个大颗、核小、味甜口感好,所以白露吃龙眼是再好不过了。

(二)节气养生

《黄帝内经·素问·四气调神大论》中记载:"秋三月,此谓容平,天气以急,地气以明,早卧早起,与鸡俱兴,使志安宁,以缓秋刑,收敛神气,使秋气平,无外其志,使肺气清,此秋气之应,养收之道也。"秋季是万物果实饱满、成熟的季节。在这一季节里,天气清肃,其风紧急,草木凋零。人应当早睡早起,使情志安定平和,以顺应秋气。

（1）早睡早起，顺应秋气。秋季阳气由疏泄转向收敛、闭藏，应早睡以敛肺气，顺应阳气之收藏。适当早起做一些晨练，既可以呼吸清新空气，促进新陈代谢，又有益于锻炼肢体功能，有助于身体健康。现代研究也表明，脑血栓等缺血性疾病在秋季发病率较高，秋季早睡，可养心血；秋季早起，可顺气机，从而可减少血栓形成的概率，对预防脑血栓发病有一定意义。

（2）增减衣物，固护阳气。"白露节气勿露身，早晚要叮咛。"意在提醒人们此时白天虽然温和，但早晚已凉，温差大，应该及时添加衣物。此外，饮食也须注意不可贪食寒凉，否则极易损伤脾胃阳气，造成秋季腹泻等，为许多慢性胃肠疾病埋下隐患。

（3）调护肺脏，预防秋燥。白露是典型的秋季气候，要预防秋燥。燥邪伤人，容易耗伤津液，出现口干、唇干、鼻干、咽干及大便干结、皮肤干裂等症状，俗称"秋燥"。预防秋燥的方法很多，可适当多食用一些富含维生素的食物，也可选用一些宣肺化痰、滋阴益气的中药，如人参、沙参、西洋参、百合、杏仁、川贝母等，对缓解秋燥有良效。

（三）壮医养生

防治秋燥咳嗽，壮医膏方有妙招。壮医膏方是在壮医理论指导下，采用广西道地药材，因时、因地、因人制宜配方熬膏，既可强身健体、祛病延年，又可固本培元、既病防变。壮医强调天、地、人三气同步，方能体健。白露时节，天气变化明显，人体易出现气道不通，导致感冒、咳嗽或诱发加重呼吸道疾病，如支气管哮喘、过敏性鼻炎、慢性咽炎等，此时，适当调理身体，可达到"未病先防，既病防变"的目的。

常用膏方有五和养生膏。组成：阿胶、人参、生地黄、麦冬、大枣等。功效：调理脾胃，益气和营。主治：慢性虚损状态，如正气虚衰易感冒、各种疾病反复发作，体质亏虚，形体瘦弱，癌症术后、化疗、放疗后调理，亚健康等。

养生膏常用服法有三种，一是含化，即噙化膏方；二可冲服膏方，即白开水冲服；三为调服膏方，即胶质难化膏方，隔水炖热服。膏方讲究空腹服，因胃肠空虚，吸收力强，若空腹服用不适，可在半饥半饱时服用。服膏期间要忌口，忌食生萝卜、莱菔子、酱菜、绿豆及其制品，少食油腻生冷及辛辣的食物，忌饮酒、抽烟，与喝茶或喝咖啡时间最好间隔3~4小时。若遇感冒发热、食滞需暂停数日，待病情改善后再服膏。舌苔厚腻者，服膏犹如雪上加霜，不宜服用。急于追求效果、急性疾病、感染性疾病、慢性疾病发作期和活动期也不宜服膏方。

壮医特色技法

壮医莲花针拔罐逐瘀疗法

壮医莲花针拔罐逐瘀疗法是叩拔结合的一种疗法，即莲花针叩刺与拔罐结合使用，可祛瘀生新，增强疗效，属壮医针灸疗法中的一种，是以泻为主、活血化瘀之法，祛除体内道路中瘀滞之气血，疏畅龙路、火路，调整三道两路，恢复气血平衡，使天、地、人三部之气复归同步运行。

【功效】调气血，通道路，平阴阳，祛邪毒。

【适应证】风寒湿毒、瘀毒痹阻龙路、火路所致的各种病证，如四肢关节痹痛、腰膝酸软、手足麻木、跌打损伤、关节炎、骨质增生、肩周炎、颈椎病、中风、偏瘫；皮肤病，如带状疱疹后遗神经痛、湿疹、痤疮等。

【禁忌证】出血性疾病，高热抽搐，局部皮肤有破溃、疤痕，高度水肿，过度疲劳、饥饿或精神高度紧张状态。孕妇、浅表大血管处禁用。

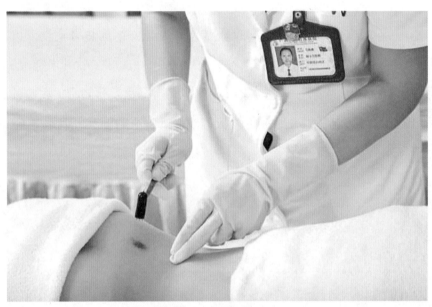

图15 莲花针叩刺

十六、秋分

秋分是二十四节气之中的第十六个节气。《春秋繁露》云："秋分者，阴阳相半也，故昼夜均而寒暑平。"秋分这一日的昼夜时间均等，秋分之后由昼长夜短变为昼短夜长，气温渐降从而步入深秋。

（一）节气习俗

（1）多吃萝卜。民间有"秋后萝卜赛人参"的说法。萝卜不仅营养丰富，还有较高的食疗价值，可行气、消食、止咳、化痰、生津、除燥、解毒、利尿。新鲜榨取的萝卜汁对口腔溃疡、扁桃体炎、热性哮喘、高血压等均有疗效。

（2）适当食鸭。鸭为水禽，性寒凉。营养学家认为，当年的新鸭养到秋季后，肉质鲜美且营养丰富，可补充人体必需的蛋白质、维生素及钙、磷、铁等营养元素，适合秋季进补养生。广东地区喜欢煲汤，秋季常常煲食老鸭冬瓜汤、老鸭虫草汤、猪蹄老鸭汤等。

（3）饮罗汉果茶。罗汉果是秋季时令佳果，被誉为"中国奇果"，适合秋季养生服用。据记载，大约300多年前，广西北部居于山中的人们首先发现用成熟的罗汉果煎汤饮用，既甘醇可口，又可清热、止咳、开音等。罗汉果性凉，味甘，归肺经、大肠经，有清热润肺、利咽、止咳、滑肠通便之功效，可用于肺火燥咳、咽痛失音、肠燥便秘等。

（二）节气养生

天高云淡日，养肺正当时。广西往往在秋分过后，天气才日趋变凉。燥气当令，此时人体肺部会非常脆弱，燥热之邪容易损伤人的肺阴，引发一系列肺系疾病。历来人们都认为秋季养生的重点在于"防燥护阴，养肺为先"。

（1）早睡早起，以应秋气。

由于秋季气温下降，温差变大，肺部容易受伤，因此秋季养肺必须注重收敛阳气。应调整起居作息，早睡早起。秋季阳气慢慢减少，早起有利于废气排泄，22~23点进入睡眠状态，有利于收敛阳气。

（2）适量运动，静养为主。

秋季是户外活动的黄金时节，天高气爽，令人心旷神怡，在户外锻炼是不错的选择。此时，尤其要注意耐寒锻炼，以增强机体适应秋凉的能力，并为冬季的到来做好准备。

运动应以利于肺气保养为先，根据个人体质选择不同的运动方案。比如老年人或者患有慢性疾病的人，可以选择太极拳、八段锦、保健操等运动，同时要避免在气温低的环境下运动。运动时以周身微热、微微出汗最佳，汗出即可停止，切勿大汗淋漓，这样既可得到锻炼，又可避免寒气通过毛孔进入人体，引发疾病。运动不宜过早或过晚，最好在太阳升起来之后开始，太阳落山前结束。

（3）合理饮食，养肺润肺。

防燥护阴，养肺为先。饮食应以润燥为前提，多食白色食物利于养肺。秋季养肺饮食应避免过辣、过咸和过腻，可选择进食时令水果蔬菜。同时食用药膳和药粥，如多食百合、银耳、莲子等药食同源之物。百合养阴润肺、清心安神、止咳通便，是秋季养肺食补的不二之选，多用于肺阴亏虚和肺燥咳嗽，尤适适用于肺失润泽兼有虚热及心肺阴虚，影响神明而致精神恍惚等症状。除此之外，食用银耳既能补脾开胃，又能滋阴润肺，配合补益脾气的莲子，一碗银耳莲子粥，能够起到补脾润肺、增强人体免疫力的作用。另外，患有慢性阻塞性肺疾病和慢性支气管炎等肺部疾病的患者，可食膏方来养肺润肺。

（三）壮医养生

壮医药膳是壮族先民智慧的结晶，是一种既有药物治疗功效又有食物美味，用以防病治病、强身益寿的特殊食品，一般是由壮药和食物共同组成。壮族先民历代传承和积累下来用于治病和养生的壮医药膳，结合了天然药物绿色环保、副作用小的优势，简易方便，是被实践证明的切实有效的宝贵财产。

现代壮医药膳品种不断增加，丰富多样，如药膳罐头、壮药保健饮料、药膳糖果、药酒等。近年来，广西各地都有民族风味餐厅，吸引了越来越多的海内外来客。一批壮族风味小吃，如五色糯米饭、三角凉粽、蕉味糍、炒田螺、蝴蝶过河、蒸狗扣、彩色银丝拌等，使壮医药膳登上了大雅之堂，逐渐得到人们的认可。

壮医特色技法

壮医针挑疗法

壮医针挑疗法是使用三棱针通过不同挑刺手法，挑破浅层皮肤反应点或挑出皮下纤维，以疏通龙路和火路，调畅三道气机，逐瘀毒外出以治疗疾病的一种方法。

【功效】清热毒，除湿毒，活血祛瘀，消肿止痛等。

【适应证】风寒湿毒、瘀毒痹阻龙路、火路所致的各种病证，如颈肩腰腿痛、肩周炎、关节炎、颈椎病、手足麻木、中风、偏瘫、跌打损伤；各种痧病；哮喘、慢性咳嗽等肺部疾病；皮肤病，如带状疱疹后遗神经痛、湿疹、痤疮等。

【禁忌证】出血性疾病，心脏、肝脏等重要脏器功能衰竭，精神病，精神高度紧张、狂躁不安、抽搐不能合作，过度疲劳、饥饿，局部皮肤有破溃、疤痕、高度水肿。浅表大血管处禁用，孕妇禁用。

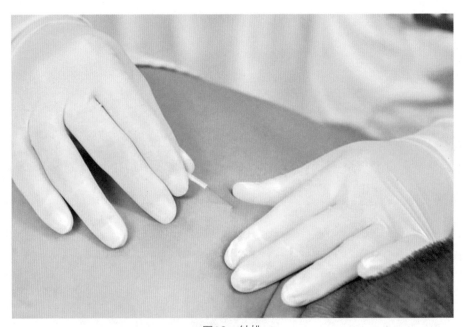

图16　针挑

十七、寒露

寒露是二十四节气之中的第十七个节气。《月令七十二候集解·寒露》："寒露，九月节，露气寒冷，将凝结也。"古代把露水作为天气转凉变冷的表征。寒露之后，露水增多，我国有些地区会出现霜冻，北方已呈深秋景象，白云红叶，偶见早霜，南方也秋意渐浓，蝉噤荷残。

（一）节气习俗

（1）登高望远。重阳节登高的习俗由来已久。重阳节与寒露接近，寒露时节宜人的天气又十分适合登山，慢慢地重阳节登高的习俗也成了寒露的风俗。

（2）促织鸣，懒妇惊。蛐蛐儿也叫促织，一般听见蛐蛐儿叫就意味着入秋了，天气渐凉，提醒人们该准备过冬的衣服了，故有"促织鸣，懒妇惊"之说。

（3）饮菊花酒。旧时就有寒露重阳饮"菊花酒"的习俗，菊花酒是由菊花加糯米、酒曲酿制而成，古称"长寿酒"。这一习俗与登高一起，为我国重阳节特色之一。

（二）节气养生

（1）早卧早起，以待日光。寒露时节昼短夜长，自然界中的"阳气"继续收敛、沉降，是人们保养阳气之时，因此，起居时间也应当做相应调整。早睡可顺应阳气收敛，早起可使肺气得以舒展，因此寒露节气养生应做到"早卧早起，以待日光"，以顺应节气，分时调养，确保健康。

（2）登高望远，避免"秋冻"。寒露节气是户外登高活动的黄金时节。尤应注意，寒露之后降温幅度会加大，昼夜温差也会加大，这个时候对大多数人特别是抵抗力较弱的老人和孩子来说，已经不适合进行所谓的"秋冻"，否则很容易着凉。此外，寒露过后，一般是心脑血管病、老年慢性支气管炎、哮喘、肺炎等疾病的高发期，中老年人要特别留心，最好推迟晨练时间，减少日常锻炼频率，多注意休息。

（3）祛寒保暖，足部为先。寒露过后，要特别注重足部的保暖，切勿赤脚，以防寒从足生。此时我们除了要穿保暖性能好的鞋袜，还要养成睡前用热水泡脚的习惯。热水泡脚除了可预防呼吸道感染性疾病，还能使血管扩张、血流加快，改善脚部皮肤和组织营养，降低肌张力。局部血液循环得到改善后，可减少下肢酸痛的发生，缓解或消除一天的疲劳。

（4）寒露进补，先调脾胃。"秋冬进补，开春打虎"。两广地区夏季炎热，人们酷喜冷饮，多有脾胃功能减弱等现象，故秋凉伊始忌贸然匆匆进补。寒露节气当先调理脾胃，为脾胃更好地受纳补品做好准备。此时宜食甘淡补脾食物，如山药、大枣、粳米、糯米、鲈鱼、鸭肉、莲子等，逐渐增强脾胃的功能。经过一段时间的调整，就可根据身体的需要，进食有关的补品或补药。

（三）壮医养生

1. 壮医药浴

金秋寒露凉爽时，壮医颐养正当时。壮医药浴疗法是采用壮药煎煮至沸腾后，取药液淋洗、浸泡全身或者局部，从而产生治疗作用的一种预防保健方法。可分为全身药浴和局部药浴，壮医足浴为其中的一种方式。

药物：艾叶20克，红花、黄花倒水莲各15克，肉桂6克，干姜10克。

功效：具有通龙路、火路气机，清热解毒，消炎止痛，消肿祛瘀，杀虫止痒等功效，使皮肤受热均匀，腠理疏通，血管扩张，气血流畅，从而达到预防疾病的目的。

2. 壮医药膳

（1）金桂酒方。

用料：糯米 500 克，酒曲 3 克，水 50 毫升，桂圆肉 30 个，鲜桂花、枸杞子各适量。

做法：糯米浸泡一夜，沥干，入锅蒸熟。待微温，加入酒曲拌匀后，倒入清水，继续搅拌直至米散，入瓮密封两三日成醅。将桂圆肉、鲜桂花、枸杞子洗净晾干后倒入醅内，搅匀密封，再过一夜取出酒液，金桂酒便成了。每日适量少饮。

功效：行气活血，醒脾和胃。

（2）菊花糕方。

用料：粘米粉 200 克，糯米粉 130 克，桂圆肉、大枣各 100 克，糖 15 克，水 100 毫升，各色果干、菊花瓣、豆沙少许。

做法：桂圆肉、大枣切碎和粘米粉、糯米粉、糖一起拌匀，加水拌成湿粉再搓散，静置一段时间，让粉充分吸收水分。将搓散的湿粉过筛成细致轻盈的粉状。取一个模具，垫上纱布，将一半粉倒入后轻轻抹平，水开后放入蒸笼中大火先蒸 5 分钟取出，铺上豆沙抹平，再倒入另一半粉抹平，表面均匀地放上各色果干和洗净的菊花瓣，上笼大火蒸约 30 分钟即可。

功效：养脾补血，滋养容颜。

壮医水蛭疗法

壮医水蛭疗法是利用饥饿的医用活体水蛭（菲牛蛭）对人体体表道路网结（穴位、痛点）进行吸治，吸拔局部瘀滞之气血，同时释放水蛭素入人体，从而疏通三道两路，调节气血均衡，达到治疗疾病目的的一种方法。

【功效】祛风散寒，除湿化痰，活血祛瘀等。

【适应证】中风偏瘫，顽固性面瘫，颈椎病，肩周炎，腰椎间盘突出症，骨质增生症，退行性膝关节炎、神经性头痛等。

【禁忌证】出血性疾病、皮肤破损处禁用。

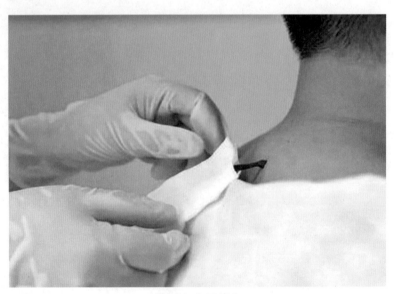

图17　水蛭吸治

十八、霜降

霜降是二十四节气之中的第十八个节气。《月令七十二候集解》载："霜降，九月中，气肃而凝，露结为霜矣。"俗话说："寒露不算冷，霜降变了天。"霜降代表气温更低，霜降不是降霜，而是表示天气寒冷，冻则有霜，大地或将产生初霜的现象。

（一）节气习俗

（1）吃柿子。在我国的一些地方，霜降时节要吃红柿子，人们认为吃柿子不但可以御寒保暖，而且还能补筋骨，是非常不错的养生食品。

（2）登高远眺。古时霜降时节有登高远眺及赏菊的习俗。登高既可锻炼身体，又可陶冶情操。

（3）霜降进补。民间有"补冬不如补霜降"的说法。霜降是秋季的最后一个节气，民间有煲羊肉、煲羊头、吃迎霜兔肉的饮食习俗。

（二）节气养生

霜降时节是秋季到冬季的一个过渡时期，天气逐渐变冷，正是人体阳气收敛、阴精潜藏于内之时，故应注重"养收养藏"。此时常有冷空气侵袭，气温骤降，因此要注意防寒保暖，做好养生保健。

1.霜降养生"四防"

（1）防贼风。预防贼风侵袭，需随天气转凉逐渐增添衣物，但添衣不要太多、太快。

（2）防秋燥。此时风干物燥，表现为唇干、鼻干、口干、咽干、舌干少津、大便干结、肌肤干燥甚至皲裂。预防秋燥，可多食芝麻、蜂蜜、银耳、

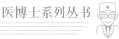

葡萄、梨、香蕉和新鲜的蔬菜等有滋润之性的食物。

（3）防寒湿。进入霜降节气后，应该预防湿气给身体带来的危害。如果脾在秋季受到湿气的侵害，会引发身体水肿或腹泻，到了冬季，容易导致慢性支气管炎、哮喘等慢性疾病的复发。因此，养生宜多食用一些祛湿化滞及健脾和胃的食物，如莲子、冬瓜、莲藕、山药等。

（4）防秋郁。霜降过后，小草开始枯黄，树叶开始飘落。此时人们会因为季节的变化而变得忧思起来，如果调理不当，极易诱发抑郁症，会出现意志消沉、萎靡不振、抑郁不乐等不良情绪。为了预防秋郁，生活一定要有规律，要经常参加一些对身体有益的娱乐活动。

2. 霜降进补好时节

霜降一般是进补的好时节，以养阴润肺、益气健脾为主，可多吃梨、苹果、白果等。"春天吃花，秋天吃果"，白薯、山芋、山药、藕、荸荠等都是这个时节适宜吃的食物。

3. 预防呼吸系统疾病

霜降前后是呼吸系统疾病发病的高峰期，常见的呼吸系统疾病有过敏性哮喘、慢性支气管炎、上呼吸道感染等。为预防这些疾病，首先要注意保暖，有哮喘发作史的人尤其要注意增减衣物，外出时可戴口罩，避免冷空气对呼吸道的刺激。其次还要加强体育锻炼，通过锻炼增强抗病能力，广播操、太极拳、散步、慢跑、登山等都是比较适宜的运动方式。霜降后要减少秋冻，尤其要注意下肢的保暖。

（三）壮医养生

壮医认为人不得逆天地，即人体之气若能与天地之气保持同步协调平衡，即可保持健康状态。反之，人体三道阻塞或调节失度，则三气不能同步而疾病丛生。霜降养生应顺应秋收冬藏的特点，使天、地、人三气同步，气血通畅，以预防和治疗疾病。

1.壮医艾灸。

霜降时节，人体内在的阴阳之气受到自然界的影响出现阴阳消长，根据壮医天、地、人三气同步理论，对穴位进行艾灸，艾绒燃烧产生的药热之力能激发经络之气，可温壮人体阳气，调动机体潜能，更好地提高机体的抗病能力和应变能力。壮医龙脊灸是一种将经络、腧穴与药物、艾灸这四个因素综合协调使之融为一体的疗法，具有益肾通督、温肾壮阳、穿骨透肌、拔毒散结、行气破瘀、通痹止痛等功效。

2.壮医药膳

（1）鸡参首乌水莲汤方：土党参、何首乌、黄花倒水莲、鸡血藤各15克，水煎服，也可制成丸剂服用。

（2）归参水莲汤方：土当归、土党参、黄花倒水莲各15克，水煎服，也可制成丸剂服用。

（3）五指毛桃土鸡汤方：五指毛桃30克、土鸡500克，炖汤，喝汤吃肉。

壮医特色技法

壮医火针疗法

壮医火针疗法是在古典十二经筋理论指导下，结合民间火针点刺术总结出的一种理筋解结的方法。

【功效】祛风毒，除湿毒，化瘀毒，散寒毒，通调龙路、火路气机。

【适应证】主要用于寒毒、湿毒、瘀毒内阻等引起的病证，如神经性头痛、周围性面瘫、颈椎病、肩周炎、网球肘、胸椎功能紊乱症、腰椎间盘突出症、骨质增生症、第三腰椎横突综合征、臀上皮神经炎、梨状肌损伤、退行性膝关节炎、脑血管意外后遗症、腱鞘囊肿、跟痛症等。

【禁忌证】出血性疾病，严重心脏病，精神病或精神高度紧张、狂躁不安、抽搐不能合作。过度疲劳、饥饿慎用，局部皮肤有破溃、疤痕、高度水肿及浅表大血管处禁用，孕妇、年老体弱者禁用。

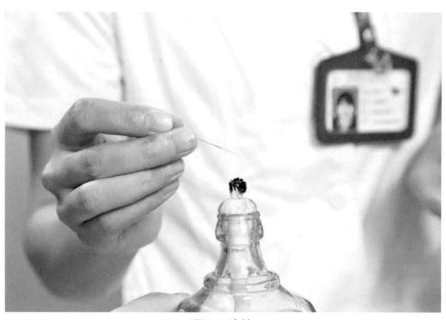

图18　淬针

十九、立冬

立冬是二十四节气之中的第十九个节气。《月令七十二候集解》有云："冬，终也，万物收藏也。"立冬是进入冬季后的第一个节气，此时起，阳气潜藏，阴气盛极，草木凋零，百虫开始伏藏。

（一）节气习俗

（1）贺冬。贺冬亦称"拜冬"，在汉代即有此习俗。如办冬学、拜师活动，都在冬季举行。

（2）吃饺子。立冬节气是秋冬之交，交子之时吃饺子，立冬自古有吃饺子的风俗。

（二）节气养生

立冬养生应以"藏"为主，即立冬开始，人们养生应顺应自然界"闭藏"的规律，并以敛阴护阳为根本。在日常起居上应讲求养"藏"，即坚持早睡晚起、日出而作的好习惯，充足的睡眠有利于人体阳气的潜藏、阴精的蓄锐。此外，天气寒冷影响人体的内分泌系统，使人体的甲状腺素、肾上腺素等分泌增加，加速蛋白质、脂肪、碳水化合物三大热源营养素的分解，增强机体的御寒能力，同时也造成人体热量散失过多。因此，立冬后可适当进补。

（1）饮食宜温补。冬季是人体阳气潜藏的时候，也就是说人体的生理活动因冬季气候特点的影响而有所收敛、减慢。冬令进补是我国几千年来用以防病强身的传统方法，能使营养物质转化的能量最大限度地贮存于体内，滋养五脏。因此，立冬后可适量增加优质蛋白、脂肪的摄入，即适量多食如红肉、禽肉等动物性食物，另外奶类及奶制品也不可或缺，其有利于人体抵御即将到来的冬季低温。同时，还应增加维生素 A、维生素 C、B 族维生素及

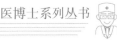

矿物质的摄入，多吃新鲜蔬果，增强身体对寒冷的适应能力。

（2）运动应舒缓。立冬之后，运动宜以静态运动为主，养阳气并使阳气潜藏。在运动项目方面，可选择太极拳、八段锦等。运动强度应以身体微微出汗为佳，过量运动会导致身体大量出汗，从而使阳气外泄，不利于冬季养生。立冬之后还应注重精神养生，即在精神调养上尽力做到"力求其静，控制情志活动，保持精神情绪安宁"，以避免烦扰，从而使体内的阳气得以潜藏。

（3）防病需谨慎。立冬时节为秋冬交替之际，往往呈现天气干燥、气温变化频繁等特点。立冬后，冷空气会大频率出现，多变的天气会使人体的皮肤和呼吸系统难以适应，从而更加容易罹患感冒与其他呼吸系统疾病。由于气温越来越低，人体新陈代谢缓慢，心脑血管更易受冷空气刺激，因此容易导致血管阻塞、血管破裂等，进而诱发心脑血管疾病。因此，立冬防病养生应以预防感冒等呼吸系统疾病和心血管疾病等为主。

（三）壮医养生

养生重在"藏"和"暖"。为适应寒冬，自然界百虫伏藏，用冬眠的状态养精蓄锐，以便为来春生机勃勃做好准备。此时人体的代谢相对缓慢，因此，冬季养生要着眼于"藏"。壮医认为人不得逆天地，即人体之气若能与天地之气保持同步协调平衡，可保持健康状态。反之，人体三道阻塞或调节失度，则三气不能同步而疾病丛生。

立冬正值"交子"之时，此时养生应顺应"冬藏"，即阳气潜藏的特点，使天、地、人三气同步，气血通畅，以预防和治疗疾病。此时，人体内在的阴阳之气也受到自然界的影响出现阴阳消长。根据壮医天、地、人三气同步理论，可对穴位进行艾灸，艾绒燃烧产生的药热之气，能激发经络之气，可温补人体阳气，调动机体潜能，以便更好地提高机体的抗病和应变能力。

冬季是进补的好时节，可加强营养，增加热量。立冬，在饮食上颇有讲究，既要合理滋补，又要调理脾胃，壮医药膳有妙招。

（1）黑山羊萝卜陈皮汤方。

用料：黑山羊肉500克，白萝卜1000克，陈皮10克。

做法：炖汤，喝汤吃肉。

功效：温阳散寒，行气健脾。

（2）五指毛桃老鸭汤方。

用料：五指毛桃30克，陈皮15克，老白鸭500克。

做法：炖汤，喝汤吃肉。

功效：滋阴益肾，理气健脾。

（3）参芪山药母鸡汤方。

用料：党参15克，五指毛桃100克，山药150克，陈皮15克，老母鸡500克。

做法：炖汤，喝汤吃肉。

功效：健脾益肺，补气养阴

壮医特色技法

壮医点穴疗法

壮医点穴疗法是以壮医理论为基础，将相应的药酒涂在患者身体的特定穴位上，医者运用指、掌、肘等部位施行点、按、揉等按摩手法直接作用于穴位，同时以意领气，以意灌指，以指代针，气功指针，意气相合，意至气至，对症相求，以去其疾，以通调三道两路，使三气同步，从而达到防治疾病目的的一种方法。

【功效】祛风毒，除湿毒，化瘀毒，散寒毒，通调龙路、火路气机等。

【适应证】寒毒、湿毒、瘀毒内阻等引起的病证，如神经性头痛、周围性面瘫、颈椎病、肩周炎、网球肘、胸椎功能紊乱症、腰椎间盘突出症、骨质增生症、第三腰椎横突综合征、臀上皮神经炎、梨状肌损伤、退行性膝关节炎等伤科疾病；失眠、腹痛、腹泻、脑血管意外后遗症等内科疾病；闭经、痛经等妇科疾病。

【禁忌证】严重心脏病、皮肤病、传染病，各种骨折及急性软组织损伤，各种出血性疾病。年老体弱，醉酒、饥饿、剧烈运动后禁用，妇女妊娠期、经期、产后未恢复者禁止在腰部、臀部和腹部治疗。

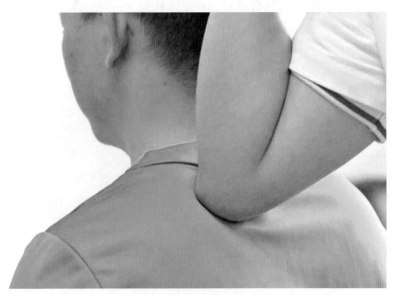

图19　点按

二十、小雪

小雪是二十四节气之中的第二十个节气。小雪时节，西北风开始成为中国广大地区的常客，气温下降，许多地区开始降雪，但雪量不大，故称小雪。

（一）节气习俗

（1）腌冬菜。"小雪腌菜，大雪腌肉"。小雪时节，气温较低，此时腌制蔬菜，不易腐败变质，可适当延长蔬菜的保质期，吃到传统美味的腌制菜肴。但腌菜一般含盐量较高，还含有亚硝酸盐，因此不宜长期或大量食用。

（2）吃糍粑。糍粑是用糯米蒸熟捣烂后制成的一种食品，是中国南方一些地区流行的美食。

（二）节气养生

小雪时节天气由冷转寒，南方地区虽然此时地寒未甚，基本不会下雪，但是由于雨水与寒气交织，湿冷天气也开始增多。此时阳气潜藏，阴气转盛，草木凋零，万物活动趋向休止，应护阳保暖，养精蓄锐，为来年生机勃发做准备。因此，小雪节气养生要做到"外防湿冷，内宜温补"。

小雪时节，人体新陈代谢减慢，有疾之人极易产生诸如心绞痛、胸闷加重等瘀血之症。因此，人们在小雪时节要顺应"冬藏敛阴护阳"之特点，固守元阳，重点补肾，以养真气。应"起居作息顺天时，老幼早卧晚起床"，也就是说，小雪时节，一般老人小孩皆应早卧晚起，适当多睡，以达到养精蓄锐的目的。

（1）饮食宜温补。小雪节气后，寒潮和强冷空气均会频繁活动，饮食上

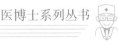

应增加肉食的摄入，以药膳等热食为佳。此外，进食一些黑色食物，如黑米、黑豆、黑芝麻、黑木耳等，不仅能起到润肺补肾的作用，还可增强身体抵御寒冷的能力。需要注意的是，小雪过后适合温补，不宜大量进食麻辣火锅、干锅、烧烤，以及煎炸类食物，否则不仅会增加肥胖的概率，还易使人口鼻干燥，并诱发口腔溃疡、痤疮等。

（2）运动应舒缓。小雪时节，气温进一步下降，人体的新陈代谢相对缓慢，运动养生应以温和的有氧运动为主。如打太极拳、爬楼梯、原地踏步等。温和的有氧运动，可以适度地增加人体的新陈代谢，提高血液循环的通畅程度，也能增强人体抵抗力，同时让人感觉神清气爽、精力充沛。不过需要特别注意的是，小雪时节的运动强度不宜太过，一定要适度，否则大量出汗会导致体内阳气外泄。

（三）壮医养生

入冬后，壮族人在饮食上颇有讲究，既要合理滋补，又要调理脾胃，食疗因人制宜。以下两款食疗方可供选用。

（1）黄花倒水莲黑芝麻大枣粥方。

用料：黄花倒水莲花、黑芝麻、枸杞子各20克，粳米150克，大枣25克，白砂糖适量。

做法：黑芝麻下锅炒香后研成粉末备用；将粳米淘净后，用冷水浸泡半小时，捞出并沥干水分备用；大枣洗净去核备用；黄花倒水莲花洗净备用；在砂锅中加入约1500毫升冷水，先放入粳米、大枣和枸杞子，用大火煮沸后改用小火熬煮，待米粥烂熟后，再放入黄花倒水莲花、黑芝麻及少量白砂糖，稍煮片刻即可出锅。

功效：壮医，调谷道、补水道；中医，健脾益气、补益肝肾。

（2）五指毛桃香菇枸杞羊肉汤方。

用料：五指毛桃30克，羊肉250克，香菇150克，枸杞子60克。

做法：先将羊肉洗净，放入沸水中焯10分钟左右，捞出洗净后切成肉片；香菇用清水泡发后撕成小块备用；五指毛桃、枸杞子洗净备用；将备好的食材一同放入砂锅中，并加入适量水，大火煮开，再改用小火煲至肉熟烂，加入少许食盐即可出锅。

功效：壮医，调谷道、补水道；中医，益气补血、填精益髓。

壮医特色技法

壮医捶痧疗法

壮医捶痧疗法是将壮药包裹在木槌或牛角槌上，叩打患处及相关的反应区，使导入皮肤的热量不断增加，加快人体新陈代谢，以达到消炎、镇痛、解痉目的的一种治疗方法。

【功效】排毒祛邪，舒筋通络。

【适应证】颈椎病，肩周炎，网球肘，胸椎功能紊乱症，腰椎间盘突出症，骨质增生症，退行性膝关节炎，神经性头痛，周围性面瘫等。

【禁忌证】出血性疾病、皮肤破损处禁用。

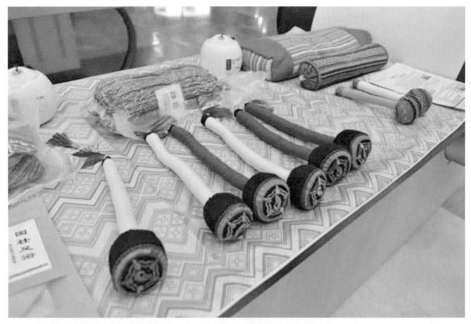

图20　药槌

二十一、大雪

大雪是二十四节气之中的第二十一个节气，也是冬季的第三个节气，标志着仲冬时节的正式开始。《月令七十二候集解》载："大雪，十一月节，大者，盛也，至此而雪盛矣。"大雪的意思是天气更冷，降雪的可能性比小雪时更大了，但并不指降雪量一定很大。

（一）节气习俗

"小雪腌菜，大雪腌肉。"大雪节气后，越来越多农家开始动手做香肠、腊肉，把多余的肉类用传统方法储备起来，以迎接新年。

大雪是进补的好时节，素有"冬天进补，开春打虎"的说法。冬令进补能增强人体的免疫功能，促进新陈代谢，使畏寒的现象得到改善。冬令进补还能调节体内的物质代谢，使营养物质转化的能量最大限度地贮存于体内，有助于来年开春体内阳气的升发。

（二）节气养生

大雪节气寒气下沉极重，阳热敛降颇深，阳气潜藏，阴气颇盛，天人相应，人体也是如此。此时天寒地冻，养生重在防寒护阳、温肾护阳，以闭藏为主，一则要情绪安定，克制焦急的心情，平和心态，振奋精神；二则要少加班，不熬夜，节房事。注重心神和身形的闭藏调护，以免影响阳气的潜藏。

（1）饮食宜温补。因天气寒冷，可适当进食羊肉、牛肉等，补充身体元气并增强身体御寒能力。深冬时期，天气持续干燥，在食补时还应注意多摄入百合、银耳等甘润食物，以防上火。饮食要注意补充各种维生素，如多吃新鲜蔬菜和温性水果，可以增强人体的耐寒能力及对寒冷的适应能力，同时起到良好的抗氧化作用。

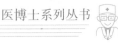

（2）运动应舒缓。大雪时节运动，应注意循序渐进，运动前应做好充分的热身，运动强度和幅度应在运动过程中逐渐增加；运动不宜太过剧烈，以温暖全身或微微出汗为宜，应避免大汗淋漓，快走、慢跑、爬楼梯等运动都是不错的选择。运动时间应选在每天的9点以后，避开大风、大雾天气，否则在这样的环境下运动会对健康不利。

（3）睡眠宜充足。大雪时节养生应遵循《黄帝内经》中"早卧晚起，必待日光"的原则，保证充足的睡眠。早睡可养人体阳气，保持身体的温热；晚起可养阴气，待日出而起，可躲避严寒，用冬眠状态养精蓄锐，使人体阴平阳秘，为来年春天生机勃发做好准备。

（4）防病需谨慎。大雪时节，随着温度的进一步降低，天气会更加干燥，室内外温差也会更大。天气寒冷会加剧对脑部血管的刺激，使得血管收缩频繁，易导致血压上升、毛细血管硬化。此时是高血压病、冠心病等心脑血管疾病和急慢性胃肠道疾病的高发期，要多监测自身血压，规律服药，尽量减少油腻食物的摄入，戒烟限酒，适度运动。还要注意防止流感、伤风感冒、气管炎、结膜炎等疾病的发生。

（三）壮医养生

冬季天气寒冷，可适当进行壮医药浴。采用壮药煎煮至沸腾后，取药液淋洗、浸泡全身或者局部，具有畅通龙路、火路气机，温通经络，散寒解表，宣发肺卫等功效，使皮肤受热均匀，腠理疏通，血管扩张，气血流畅，进而达到治病调摄、养生保健的目的。

三九补一冬，来年无病痛。大雪节气食疗要因人制宜，既要合理滋补，又要调理脾胃。阴虚体质的人尤其要注意不宜大量进食干燥、油腻、煎炸类食物，以免以热助热，致使口鼻干燥，并诱发口腔溃疡、痤疮等。以下介绍两款壮医药膳方。

（1）当归生姜羊肉汤方。

用料：黄花倒水莲花20克，当归10克，生姜15克，羊后腿肉200克，黄酒适量。

做法：当归用清水浸软后备用；生姜切片备用；羊后腿肉洗净后沸水焯10分钟左右，捞出后洗净切片备用；在砂锅中放少许油，将切好的生姜煸出香味，再倒入黄酒，放入当归、黄花倒水莲花、羊后腿肉炒拌均匀后，倒入适量清水，用大火烧开后撇去浮沫，改换小火炖至羊肉熟烂，最后根据个人口味放入食盐、香菜、胡椒粉即可。

功效：壮医，补谷道、壮水道；中医，温中祛寒、暖肾补血。

（2）玉郎伞芝麻核桃粥方。

用料：玉郎伞10克，核桃仁30克，大枣10个，黑芝麻、小米、黑米各50克，红糖适量。

做法：将黑芝麻炒熟后碾成粉末状，与玉郎伞、核桃仁、去核的大枣、小米、黑米一起放入盛好水的砂锅中熬粥，再根据个人口味调入红糖即可。

功效：壮医，补谷道、壮水道；中医，补肾固精、健脾益气。

壮医特色技法

壮医壮火条灸疗法

壮医壮火条灸疗法是运用灸条在体表的穴位上烧着，借助火的热力及药物的作用，通过温热刺激疏通龙路和火路气机，逐寒祛毒，回阳救逆，达到防病治病目的的一种治疗方法。

【功效】通道路，逐寒祛毒，回阳救逆。

【适应证】痧病、胃脘痛、头痛、头晕、风湿关节痛等内科疾病，带状疱疹、慢性湿疹、荨麻疹、皮肤瘙痒等皮肤病，痛经、附件炎、带下病等妇科病，小儿疳积等儿科病，眼干、视物模糊等眼科疾病，口腔溃疡等口腔科疾病，耳鸣等耳鼻喉科疾病。

【禁忌证】发热，脉搏大于90次/分，施灸部位皮肤感染，过度疲劳、饥饿、或精神高度紧张，严重心脑血管疾病、严重糖尿病、高血压、皮肤病。孕妇禁用。

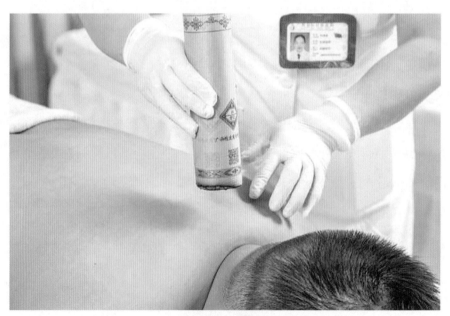

图21　施灸

二十二、冬至

冬至是二十四节气之中的第二十二个节气。"冬至大如年，养生不可缺"。随着冬至到来，一年中最冷的"三九天"也由此拉开序幕。冬至为一年之中阴气最旺盛的时候，而后一阳初生，阳气产生并逐渐旺盛，这也正是"阴极阳生"道理的体现。即冬至的到来是阴气盛极而衰，阳气开始升发的关键时刻。

（一）节气习俗

冬至既是二十四节气中的一个重要节气，又是中国民间的传统节日，素有"冬至大如年"之说。古人把冬至看作"大吉之日"，在时年八节当中，冬至的重要程度不亚于立春岁节。在中国南方地区，冬至有祭祖、宴饮的习俗；在中国北方地区，冬至有吃饺子的习俗。

（1）吃汤圆。吃汤圆是冬至的传统习俗，在江南尤为盛行。汤圆是冬至必备的食品，"圆"意味着团圆、圆满，冬至吃汤圆又叫"冬至圆"，民间有"吃了汤圆大一岁之说"。

（2）吃烧腊与姜饭。南方一些地区在冬至日要吃烧腊，冬至这天，晒制好的烧腊就成为两广人餐桌上一道必不可少的美味，寓意加菜添岁。

（3）吃饺子。在中国北方许多地区，冬至日有吃饺子的习俗，因为饺子有"消寒"之意，至今民间还流传着"冬至不端饺子碗，冻掉耳朵没人管"的谚语。

（二）节气养生

人体的阳气有推动、温煦、防御、固摄等作用，是构成人体和维持人体生命活动的最基本物质。冬至阳气开始萌生，应保护阳气，勿使情志过极，以免扰动阳气。应早卧晚起以护阳气，饮食应以温补为主，增加高热量食品的摄入，以增强御寒能力。此外，起居和运动等方面也需要注意。

根据冬主收藏、冬藏精的自然规律，冬至正是冬令进补的最佳时间。谚语云："今年冬至进补，明年开春打虎。"冬至前后是进补的好时节，此时，人体内阳气开始逐渐蓬勃升发，易吸收补充进来的营养。

（1）温补养阳，润燥滋阴。

冬至适宜食用温性的肉食，如牛肉、鸡肉、羊肉；蔬菜有菜花、胡萝卜、韭菜、芥菜、油菜、香菜等；水果有橘子、猕猴桃等；豆类有黄豆、花生等；其他的还有红糖、糯米、松子等。冬季饮食养生的总原则当以顺应体内阳气的潜藏规律为根本。

冬季因为进补和干燥导致上火的现象会比较多，常有口燥咽干、便秘等症状，为预防上火，我们可以在吃温补食物的时候，注意配合吃一些滋阴润肺的食物，比如说配菜用大白菜，或喝一点梨水、糯米粥，或放一点百合熬粥，这样可以防止上火。另外一旦出现便秘，要及时进行通便，可以吃一点香蕉，严重的还可以适当服用黄连上清丸等中成药来降火，保持身体的阴阳平衡。

（2）精神内守，恬惔虚无。《黄帝内经·素问·上古天真论》云："恬惔虚无，真气从之，精神内守，病安从来？"冬季应保持精神安定、清净，及时调整不良情绪，避免情绪的大起大落，面对压力与困难，要及时解决，保持良好心态，做到秘而不宣，含而不露，令心神安静自如，否则惊恐不安会损伤肾气。

（3）早卧晚起，必待日光。《黄帝内经·素问·四气调神大论》云："所以圣人春夏养阳，秋冬养阴，以从其根，故与万物沉浮于生长之门。"冬季气候严寒，阳气肃杀，夜间尤甚，要"早卧晚起，必待日光"，早睡以养阳气，晚起以固阴精。

（4）去寒就温，固护阳气。冬季黑夜漫长，白昼较短，天气寒冷，须去寒就温，避风寒，多添衣物，注意保暖，固护肾中阳气及阴精。在室内的时候，可以开暖气，但是要注意不可过暖，室内温度一般以18~25℃为宜，以免阳气外泄。此外，每晚睡前用热水泡脚，可以舒筋活络，促进气血运行。背部可以多晒晒太阳，能促进机体对钙、磷的吸收，利于骨骼的健康，提高人体的免疫力。

（5）冬至防病需谨慎。每年的冬春之交都是流感高发季节。如果冬季偏温暖，雨水少，天气干燥，空气流通性差，容易使空气中的病原体增多，另外空气干燥对人体的呼吸道黏膜也是极大的挑战，它削弱了人体呼吸道黏膜的防御机能，加大了流感流行的可能。《黄帝内经》曾讲道"正气存内，邪不可干"，也就是说，一个人如果体质好，具有较强的抵抗力，是不容易得流感的。此外，天气寒冷会加剧对脑部血管的刺激，使得血管收缩频繁，易导致血压上升、毛细血管硬化。此时要多监测自身血压，按医嘱规律服药，尽量少吃油腻食物，戒烟限酒，适度运动。

（三）壮医养生

壮医灸法善于扶正祛邪、温补阳气。特别是在冬至前后进行艾灸，不仅能祛除寒邪，温养经络，固本培元，增强机体的抗寒能力以治疗相关疾病，还能调节脏腑功能，促进人体的新陈代谢，提高机体免疫力和对天气变化的适应能力，从而达到强身健体的目的。可常规选择神阙穴、足三里穴、涌泉穴、关元穴、气海穴等作为保健穴位，女性还可以加灸三阴交穴、太冲穴、太溪穴等。

三九补一冬，来年无病痛。冬至是进补的好时机，可通过食疗加强营养，增加热量，但需注意，食疗要因人制宜，既要合理滋补，又要调理脾胃。推荐以下壮医药膳方。

（1）五指毛桃生姜羊肉汤方。

用料：五指毛桃根20克，当归10克，生姜15克，瘦羊肉200克，黄酒适量。

做法：先将五指毛桃根、当归用清水浸软后备用；将羊肉切成小块，加黄酒适量与诸药共炖至羊肉烂熟，去药渣，分2~3次喝汤吃肉。日常调理用，一周可服2~3次。

功效：壮医，补谷道、壮水道；中医，温中祛寒、暖肾补血。

（2）黄花倒水莲猪脚汤方。

用料：黄花倒水莲根、五指毛桃根、鸡血藤、五加皮各10克，鲜猪脚1只。

做法：先将黄花倒水莲根、五指毛桃根、鸡血藤、五加皮用清水浸软后备用，再将猪脚砍成小块，与诸药共炖至猪脚烂熟，去药渣，分2~3次喝汤吃肉。日常调理用，一周可服2~3次。

功效：壮医，补谷道、壮水道；中医，益气血、补虚损。

壮医特色技法

壮医火攻疗法

壮医火攻疗法是运用经过加工炮制的壮药枝，点燃后熄灭明火，用两层牛皮纸包裹，熨灸患者身体的一定部位或穴位，以达到防病治病目的的一种方法。

【功效】逐寒祛毒，行气活血，散结止痛等。

【适应证】适用于内、外、妇、儿各科多种病证，尤其适用于风寒湿痹、痿病及虚寒病。

【禁忌证】皮肤感染，过度疲劳、饥饿或精神高度紧张，严重心脑血管疾病、严重糖尿病、高血压、皮肤病。孕妇禁用。

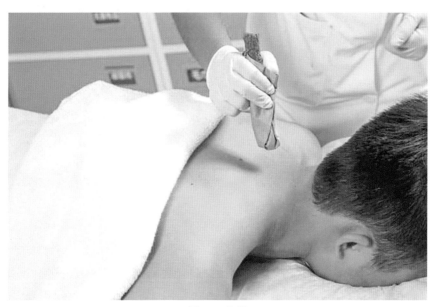

图22　点熨

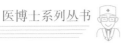

二十三、小寒

小寒是二十四节气之中的第二十三个节气。《月令七十二候集解》："小寒，十二月节，月初寒尚小，故云。"所谓"小寒"，是与最后一个节气"大寒"相对而言的。小寒之后，我国天气开始进入一年中最寒冷的时段。

（一）节气习俗

（1）腊祭。古时祭祀，即祭祖先和家神（门神、户神、宅神、灶神、井神）以祈求来年五谷丰登，家人平安、吉祥，称之为"腊祭"。直到现在，人们还习惯把腊月腌制的猪肉、牛肉、羊肉称为"腊肉"。

（2）吃糯米饭。糯米饭是中国传统主食之一，在南方人的生活中占有重要地位，为男女老幼喜爱之食品，各种节日的主食也多为糯米做成的各种食品。糯米含有蛋白质、脂肪、糖类、钙、磷、铁、维生素 B_1、维生素 B_2、烟酸及淀粉等，营养丰富，为温补强壮食品。中医认为其有补中益气、健脾养胃、止虚汗之功效，对食欲不佳、腹泻有一定的缓解作用。

（二）节气养生

根据小寒节气的自然气候特点，养生仍应以防寒补肾为主。

（1）起居、饮食养生。此时应继续保持防寒保暖、早睡晚起的起居规律。尽量增加日晒时间，既可促进血液循环和新陈代谢，又能使人心情愉快。此时空气湿度低，尤其是北方地区非常干燥，室内应做好保湿，避免燥邪伤人，多饮水补充体内水分。饮食除注意健脾补肾外，还要重视润燥，蜂蜜、核桃、百合、花生、大枣等食物能够养阴补虚，改善干燥症状，此时宜适量食用。熬夜会暗耗阴血，加重阴虚，应尽量早睡晚起，保存体内阴津。

（2）脏腑、情志养生。脏腑养生方面仍以补肾养好先天之本为主，同时还应注意调养情志。

（3）经络养生。可选择按摩穴位等方法，如每晚睡前按摩涌泉穴直至足心发热为止。还可按摩肾俞、搓揉耳郭、叩齿、鸣天鼓等，均为经络养肾良法。

（三）壮医养生

小寒时节养生既要合理滋补，又要调理脾胃，可适当服用壮医膏方。"壮医膏方者，盖煎熬药汁成脂溢而所以营养五脏六腑之枯燥虚弱者，实乃滋补上品"。因时因地因人制宜配方熬膏服用，既可强身健体、祛病延年，又可固本培元，既病防变。

壮医特色技法

壮医经筋推拿疗法

壮医经筋推拿疗法是在壮医三道两路等理论指导下，结合古典十二经筋理论，运用壮族民间流传的理筋术治疗疾病的一种方法。

【功效】疏通三道两路，化瘀毒，散寒毒，消肿痛，散瘀结等。

【适应证】因长期劳损或急慢性运动损伤等引起的多种躯体痛证和其他病证，如颈椎病、肩周炎、网球肘、胸椎功能紊乱症、腰椎间盘突出症、骨质增生症、第三腰椎横突综合征、臀上皮神经炎、梨状肌损伤、退行性膝关节炎、神经性头痛、周围性面瘫、脑血管意外后遗症等。

【**禁忌证**】出血性疾病或有出血倾向，严重心脏病，极度虚弱。孕妇慎用。

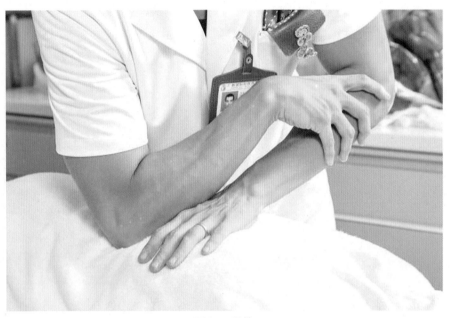

图23　理筋

二十四、大寒

大寒是二十四节气之中也是一年之中的最后一个节气，时常与岁末时间相重合，所以民间也有"大寒迎年""大寒岁底庆团圆"的说法。在大寒期间，寒潮南下频繁，是中国大部分地区一年中最冷的时期，风大，低温，地面积雪不化，呈现出冰天雪地、天寒地冻的严寒景象，人们也加快了备年、忙年的步伐。

（一）节气习俗

（1）吃八宝饭。糯米比大米含糖量高，有御寒、养胃、滋补的作用，能够补养人体正气。八宝饭味道甜美，是典型的糯米食品之一，也是大寒节气的待客佳品。将糯米蒸熟后，拌以糖、猪油、桂花，倒入装有大枣、薏苡仁、莲子、桂圆肉等果料的器具内，蒸熟后再浇上糖卤汁即可。

（2）喝老母鸡汤。传统的"一九一只鸡"的饮食习俗仍被人们所推崇。大寒已是农历四九前后，大寒节气里喝鸡汤是一种享受。炖鸡选用的食材多为老母鸡，方法是单炖或添加参须、枸杞子、黑木耳等一起炖。

（3）吃年糕。在大寒这天吃年糕，有"年高"之意，意图吉祥如意、年年平安、步步高升的好彩头。大寒这天，一家人分吃年糕，既有吉祥的寓意，又能驱散身上的寒意，也称为吃"消寒糕"。

（二）节气养生

大寒是一年中最冷的节气之一，寒冷刺激导致人体热量耗散，阳气损伤，抵抗力下降。因此，大寒节气养生的关键是通过调理生活方式增强免疫力。从饮食养生的角度来讲，大寒时节，日常应多食用一些温热的食物补益身体。起居方面应与冬藏之气相应，早睡晚起，注意防寒保暖，适量

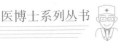

做一些慢性肢体导引运动，不宜加大体能消耗，避免皮肤开泄、出汗导致阳气消耗。

大寒时节更需谨防心脑血管疾病，尤其是心肌梗死、脑卒中等疾病的发生。由于大寒时节的温度下降幅度较大，一些流感病毒不惧怕寒冷，因此更容易引发流行性感冒等呼吸系统疾病。应注意御风与保暖。大寒天气寒冷，人的胃肠功能会更加虚弱，饮食应避免寒凉和过度油腻之品，谨防罹患胃肠道疾病。

大寒宜食苦，少食咸。《遵生八笺·四时调摄笺》载："冬月肾水味咸，恐水克火，心受病耳，故宜养心。"意思是说，若咸味吃多了，就会使本来偏亢的肾水更亢，从而使心阳的力量减弱。因此，应多吃些苦味的食物，以助心阳，有助于抵御过亢的肾水。中医也认为，冬季在饮食调养方面应少食咸、多食苦。因冬季为肾经旺盛之时，而肾主咸，心主苦，从中医学的五行理论来说，咸胜苦，肾水克心火，故宜少食咸味，多食苦味。冬季饮食除要少食咸味外，还要忌食黏硬、生冷食物，因为此类食物属阴，易使脾胃之阳受损。

（三）壮医养生

每年的冬春之交都是流感高发季节。加上广西的冬季偏温暖，雨水少，气候干燥，空气流通差，容易导致空气中的病原体增多。另外空气干燥对人体的呼吸道黏膜也是极大的挑战，它削弱了人体呼吸道黏膜的防御机能，加大了罹患流感的可能性。此时，可运用壮医佩药疗法，选用广西道地壮瑶药材加工成药粉置于香囊内佩挂于颈胸部，通过药物散发的芳香气味，刺激气道吸收药物挥发成分、畅通气血、鼓舞正气、驱邪外出。也可运用壮医药浴疗法，采用壮药煎煮至沸腾后，取药液淋洗、浸泡全身或者局部，畅通龙路和火路气机，散寒解表，温经通络，疏通腠理，使气血流畅。食疗养生方面可选用沙参虫草老鸭汤。

沙参虫草老鸭汤方。

用料：老鸭约1000克，虫草5克，沙参30克，干姜15克，山楂20克。

做法：将老鸭剁块，焯水，油锅爆炒，入料酒炒出香味，将浸泡好的沙参、山楂、虫草用净布包好，放入砂锅内与老鸭一同用小火微煲，待鸭肉煲软，去药渣，分2~3次喝汤吃肉。日常调理用，一周可服1~2次。

功效：壮医，补谷道、壮水道；中医，补气血、温阳气。

壮医特色技法

壮医针刀筋结松解疗法

壮医针刀筋结松解疗法是在壮医三道两路理论指导下，结合古典十二经筋理论，以摸结配合壮医针刀松筋解结的一种外治方法。

【功效】祛风毒，除湿毒，化瘀毒，散寒毒，消肿痛，散瘀结，通调龙路、火路气机。

【适应证】寒毒、湿毒、瘀毒内阻等引起的病证，如颈椎病、肩周炎、网球肘、胸椎功能紊乱症、腰椎间盘突出症、骨质增生症、第三腰椎横突综合征、臀上皮神经炎、梨状肌损伤、退行性膝关节炎、脑血管意外后遗症等伤科疾病。

【禁忌证】严重心脏病、皮肤病，各种骨折及急性软组织损伤，各种出血性疾病，皮肤感染或肌肉坏死，年老体弱。重要神经血管或重要脏器处禁用，孕妇禁用。

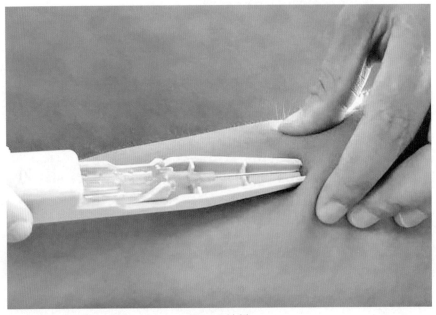

图24　针刺

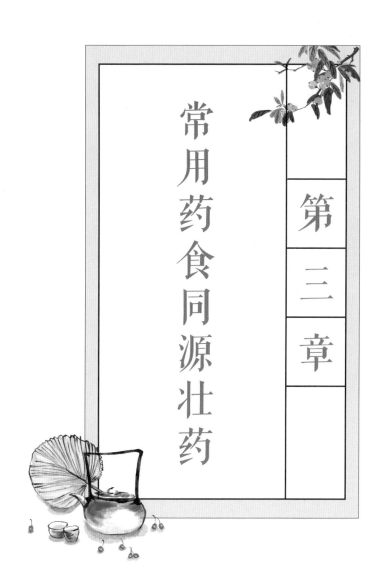

第三章

常用药食同源壮药

一、古代源流

广西处于亚热带地区，气候温暖，雨量充沛，植物茂盛，动物繁多。据考古研究发现，柳江土博镇境内的咁前洞遗址出土的哺乳动物化石有竹鼠、华南豪猪、野猪、鹿、牛、羊等。距今1.6万年的新石器时代的遗址中发现烧过的兽骨、灰烬、木炭及陶、釜等炊具，说明壮族先民已过渡到半定居的生活，不仅知道熟食，还从使用自然炊法转向陶制器皿烹饪法，是壮族先民饮食文化的一大跨越式进步。渔猎时代，在广西人居住的遗址中出土了渔猎工具、鱼类骨头及各种软体动物化石，可见当时已食用鱼类和动物，以动物等血肉有情之品为主的药膳由此萌芽。秦汉以前就有西瓯和骆越等氏族部落聚居于岭南一带，由于畜牧业和农业的发展，出现了家禽和人工培育五谷，饮食结构也由单一的采野果、烤兽肉向食谷和食肉相结合的复合型结构发展，饮食结构搭配合理，营养均衡，使得人的体质增强，抗病能力提升，寿命相对延长，人口繁殖加快。由于人口增长，鸟兽鱼类难以满足食用需求，则尝试草木类之可食者，从而逐渐发现食疗壮药。

二、古代分类

壮医药膳分为食疗壮药和食疗药膳两大类，食疗壮药是指具有营养保健和防病保健作用的食物性壮药。在古代，壮族在寻找食物的过程中发现，有些食物不仅能充饥，还有很好的保健治疗作用，可药食两用，包括谷物、水果、蔬菜、调料、禽兽、水产等。食疗药膳是由具有治疗作用的药物、食物和调料配制而成的膳食，既可单独由食用壮药加工而成，又可以壮药和食品为原料，按照一定的组方加工、烹调而成，有药汁、药菜、药饮、药酒、药汤、药粥、药糕、药饼、药饭等。

（一）谷物类

广西壮族地区是世界上最早的稻作产区之一，古代壮族地区的粮食主要是水稻、玉米、番薯、麦、豆等，这些既是壮族人民的充饥之食，又是健脾益肾、延年益寿的食疗壮药，还可加工成广西各具地方特色的药粥、药酒、药糕、药饭等药膳食用。如贺州的黑糯米酿酒"沽于市有名色"，桂平黑糯米甜酒具有补中益气和补肾的功效，刀鞘豆腌酸具有消暑热的功效。中医认为糯米"能解芜菁斑蝥毒，性寒，作酒则热。糟乃温平，久食令人身软"，故不作主食。象州县所产"猪米"与之相似，人久食体疲，民俗俱以养畜。壮族的绿豆粽、昭平豆豉、全州魔芋豆腐、甘薯粉条等历来是备受人们喜爱的药菜。

（二）水果类

广西处于亚热带地区，气候湿润，夏季高温多雨，适合热带、亚热带果树的生长，素有"水果之乡"的美誉。古代壮族先民在长期的生产和生活实践中，认识到许多水果的食用和药用价值，从而将其广泛用作药膳，有直接吃、榨汁饮、腌制吃，或配合其他中药服用，以达到防病治病的目的。如橙"能解鱼蟹毒，核炒研冲酒服，可治闪挫腰痛"；黎檬"味极酸，其子榨水和糖饮之，能解暑"；人面子"仁可供茶，佳品也"；枳实"解酒最验"；槟榔"辟瘴，下气，消食"；罗汉果"味甜润肺，火症用之煲猪肺食，颇有效"等。

（三）蔬菜类

广西是我国荸荠生产第一大省（区），素有"世界荸荠看中国，中国荸荠看广西"的说法。广西优越的地理位置催生了蔬菜的早培性，壮族先民很早就认识到蔬菜具有药膳功效。如《南方草木状》载，蕹菜汁能解治葛中毒；《邕宁县志》载，菠菜能解酒毒；《山海经》载，紫苏食之不饥，可以释劳。《罗城县志》载，苦荬菜味苦性寒，可解暑毒，并可治蛊；枸杞菜味甘平，食之能清心明目，配以猪肝煮之，可以平肝火等。

（四）动物类

广西动植物资源十分丰富，壮族长期以来依山傍水而居，养成了喜食动物的习惯，甚至生饮动物血液。如《岭外代答》载："深广及溪峒人，不问鸟兽蛇虫，无不食之。"动物药含有丰富的蛋白质，壮族民间习惯用来配制扶正补虚的药膳，形成了"扶正补虚，必配用血肉有情之品"的用药特点。《壮族通史》言，"凡是虫类药均能祛风止痛；鱼鳞之品可化瘀通络，软坚消块；介甲之属，能滋阴潜阳，安心神而定魂魄；飞禽和走兽，虽然有刚柔不同的性能，但都能温养或滋养气血。燮理阴阳，为扶正平和之品"。

（五）香料类

壮族人民烹饪药膳时加入调料，可去除鱼肉的腥味，增加药膳的香味。主要调料有姜、酒、葱、蒜、肉桂、芫荽、沙姜等，这些调料品还具备一定的药用价值。如酒具有通血脉、御寒气、醒脾温中、行药势的功效，服法有日常佐餐、与药同煎或浸药服，外用淋洗、漱口或摩搽。壮族村寨几乎人人会喝酒，家家会酿酒，出街入市，必定喝酒。"相逢不酒空归去，洞口桃花也笑人"，这些酒大多度数不高，少量饮酒可延年益寿。壮族地区姜的种类繁多,《桂平县志》载,"桂俗人遇病感冒,每姜片贴额头,或捣烂加盐以粥,或槌烂以摩背项,皆可愈病"。广西素有"桂海""八桂"之称,肉桂入药颇为讲究,分为官桂、桂枝、桂心、桂油、桂酒、桂茶等,用作药膳。

表1 古代食疗常用药谱

谷物类	水果类	蔬菜类	动物类	香料类
稻	荔枝	莲藕	鸭	肉桂
芋	龙眼	木瓜	黑蚂蚁	八角
大豆	金橘	枸杞菜	猪	山奈
粟	罗汉果	荸荠	山羊	姜黄
番薯	橄榄	紫苏	鸡	芫荽

三、近代分类

在壮医药理论指导下,根据药物的功效进行分类,分为调气药、解毒药、补虚药、调气道药、调谷道药、调水道药、调龙路药、调火路药。

(一)调气药

凡具有调整天、地、人三气之功效,主要用于治疗三气失调、气机不畅所致病证的壮药,均称为调气药。性温,以麻、辣味为主。

表2 近代食疗常用药谱之调气药

药名	壮族 （壮文）	科属	药用部位	性味	功效
陈皮	能柑 （Naenggam）	芸香科	成熟果皮	温，麻、辣、苦	调气道、谷道，除痰湿，健脾胃
香茅	棵查哈 （Gocazhaz）	禾本科	全草	温，麻、辣、甜	祛风毒，解瘴毒，调气止痛，通火路、龙路
黄皮叶	伯棵闷 （Mbawgomaed）	芸香科	叶	凉，苦、辣	调气机，祛风毒，除湿毒，清热毒
石柑子	葫芦因 （Huzlozrin）	天南星科	全草	平，淡	调气道、谷道，祛风湿，通龙路、火路
荔枝核	些累谁 （Cehlaehcei）	无患子科	成熟种子	微热，甜、微苦	调气止痛，通谷道，祛寒毒，通龙路、火路

（二）解毒药

凡具有祛除体内各种毒邪之功效，主要用于治疗各种毒邪所致病证的壮药，均称为解毒药。性寒或温，以苦味居多，兼具麻、辣味。

表3　近代食疗常用药谱之解毒药

分类	药名	壮语（壮文）	科属	药用部位	性味	功效
解痧毒药	山芝麻	冷喇岜（Lwgrazbya）	梧桐科	根或全株	寒，麻、辣、微苦；有小毒	祛风毒，解热毒，祛湿毒，调谷道、气道
	狗肝菜	棵巴针（Gobahcim）	爵床科	全草	寒，微甜、苦	解痧毒，清热毒，调谷道、气道，清肝明目，利水道
	磨盘草	棵芒牧（Gomakmuh）	锦葵科	全草及根	全草：平，甜。根：凉，甜、淡、苦	祛风毒，解热毒，调气道，止咳嗽，通水道，补肾阴，通龙路，消瘀肿

续表

分类	药名	壮语（壮文）	科属	药用部位	性味	功效
解痧毒药	鸭跖草	牙网表（Nyavangxbeuj）	鸭跖草科	地上部分	寒，甜	清热毒，除湿毒，通水道，凉血止血
解瘴毒药	杜茎山	棵得岜（Godaekbya）	紫金牛科	根或茎叶	寒，苦	根：解瘴毒，祛风毒，调火路，消肿止痛，利水道。叶：止血
解瘴毒药	青蒿	雅勇（Nya）'nyungz	菊科	全草	寒，苦、微辣	解瘴毒，清热毒，解暑，除蒸
解风毒药	走马胎	棵封勒（Gofunghlwed）	紫金牛科	根或根茎	热，麻、辣	祛风毒，除湿毒，调龙路、火路，祛瘀止痛
解风毒药	大风艾	大风艾（Dafunghngai）	菊科	全株	温，麻、辣、苦；有小毒	祛风毒，除湿毒，调龙路，祛瘀止痛

续表

分类	药名	壮语（壮文）	科属	药用部位	性味	功效
解风毒药	小风艾	矮虽（Ngaihsaej）	菊科	地上部分	平，微辣、麻	祛风毒，通龙路、火路，调经止痛
解热毒药	一点红	楝立龙（Golizlungz）	菊科	全草	寒，苦	清热毒，祛风毒，除湿毒，通龙路
	金银花	恩华（Ngaenxva）	忍冬科	花蕾	寒，甜、苦	清热解毒，除痧毒，凉血止痢
	苦丁茶	茶灯（Cazdaeng）	冬青科	叶	凉，苦、甜	清热毒，除湿毒，调火路，生津止渴
	决明子	些羊灭（Cehyiengzmbeq）	豆科	成熟种子	微寒，甜、苦、咸	清热毒，调火路，明目，通谷道
	土茯苓	勾浪蒿（Gaeulanghauh）	百合科	根茎	平，甜、淡	通龙路、火路，祛风毒，除湿毒
	鱼腥草	枰危（Byaekvaeh）	三白草科	地上部分	微寒，苦	清热毒，除湿毒，调气道、水道，清痈排脓

续表

分类	药名	壮语（壮文）	科属	药用部位	性味	功效
解热毒药	蒲公英	棵凛给（Golinzgaep）	菊科	全草	寒，苦、甜	清热毒，除湿毒，调谷道
	葫芦茶	茶煲（Cazbou）	豆科	全株	寒，微苦	清热毒，除湿毒，通谷道、水道
	马齿苋	碰皮（Byaekbeiz）	马齿苋科	地上部分	寒，酸	清热毒，调龙路，止血，止痢
	金果榄	尽榄（Gimjlamz）	防己科	块根	寒，苦	清热毒，调气道，通火路
	岗梅根	楞曾（Laekcaengh）	冬青科	根	寒，苦、甜	解热毒，通龙路
解寒毒药	肉桂	能桂（Naenggvei）	樟科	树皮	热，麻、辣、甜	通调龙路、火路，祛寒毒，行气止痛，补火助阳
	茴香	芒抗（Makgak）	伞形科	成熟果实	热，麻、辣、甜	祛寒毒，调火路，通谷道，止痛

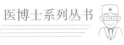
续表

分类	药名	壮语（壮文）	科属	药用部位	性味	功效
解寒毒药	高良姜	棵兴王（Gohingvuengz）	姜科	根茎	温，辣、甜	散寒毒，暖脾胃，行气止痛
	山奈	棵沙姜（Gocahgyangh）	姜科	根茎	温，辣、麻	暖脾胃，祛寒毒，调谷道
	山苍子	高京虽（Gauginghsaej）	樟科	果实	温，麻、辣、苦	散寒毒，祛风毒，理气止痛
解药毒药	绿豆	督撩 Duhheu	豆科	种子	寒，甜	解药食毒，清热毒，通水道
	甘蔗	棵爱 Gooij	禾本科	茎秆或汁	寒，甜	清热解毒，解酒提神，润燥除烦，生津止渴，润肺止咳，和中止呕
	羊肉	堵羊（Duzyiengz）	牛科	血液	平，咸	解诸毒，调龙路
	鸭血	嘞堵聘（Lwed duzbit）	鸭科	血液	寒，咸	清热毒，解药毒，养血补血

续表

分类	药名	壮语 （壮文）	科属	药用 部位	性味	功效
解药毒药	余甘子	芒音 （Makyid）	大戟科	成熟果实	寒，苦、甜、涩	解鱼毒，清热生津，调气道、谷道
	空心菜	碰猛 （Byaekmbungj）	旋花科	全草	寒，甜、淡	解药食毒，清热毒，凉血止血，利水道

（三）补虚药

凡以补益人体正气为主要功效，常用于治疗虚证的壮药，均称为补虚药。性平，多具甜味。

表4　近代食疗常用药谱之补虚药

分类	药名	壮语 （壮文）	科属	药用 部位	性味	功效
补气药	绞股蓝	霉哈椹 （Mbenhajmbaw）	葫芦科	全草	寒，苦	补脾气，清热毒，通气道，祛痰止咳
	黄花倒水莲	棵华现 （Govahenj）	远志科	根或全株	平，甜	补气血，壮筋骨，祛湿毒，通龙路
	五指毛桃	美浓抹 （Maexnongmox）	桑科	根	温，辣、甜	健脾胃，补气血，下乳汁，调水道
	灵芝	艳当 （Raetdangh）	多孔菌科	子实体	平，甜	补气养血，调龙路，调气道、谷道

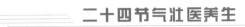
续表

分类	药名	壮语 （壮文）	科属	药用 部位	性味	功效
补气药	广山药	扪岜 （Maenzbya）	薯蓣科	根茎	平，甜	补肺、脾、肾，调谷道、气道、水道
补血药	龙眼肉	诺芒俺 （Nohmaknganx）	无患子科	假种皮	温，甜	补血，安神，调龙路
补血药	田七	棵点镇 （Godienzcaet）	五加科	根或根茎	温，甜	止血，补血，调龙路、火路，散瘀消肿
补血药	何首乌	门甲 （Maenzgya）	蓼科	块根	微温，苦、甜、涩	补血虚，通谷道，除湿毒
补血药	当归藤	勾当归 （Gaeudanghgveih）	紫金牛科	根或老藤	平，苦、涩	养血补精，通谷道、水道，除湿毒，通龙路，调经
补血药	鸡血藤	勾勒给 （Gaeulwedgaeq）	五味子科	藤茎	温，苦、甜	补血，调龙路、火路，祛风毒，除湿毒
补阴药	乌龟	不圭 （Byukgvi）	龟科	肉	平，甜、咸	补阴虚，降虚火，补阴血
补阴药	墨旱莲	黑么草 （Haekmaegcauj）	菊科	全草	寒，甜、酸	补阴益肾，凉血止血
补阴药	枸杞子	碰枸杞 （Byaekgoujgij）	茄科	成熟果实	平，甜	滋阴，补肝肾，益精明目

续表

分类	药名	壮语 （壮文）	科属	药用 部位	性味	功效
补阴药	黑芝麻	冷喇 （Lwgraz）	芝麻科	成熟 种子	平，甜	补益肝肾， 养血益精， 润肠通便
	女贞子	美贞 （Maexcaenh）	木樨科	成熟 果实	平， 苦、甜	补阴虚，调肝肾， 明目乌发
	黄精	京四 （Ginghswj）	百合科	根茎	平，甜	滋补阴液， 润肺补血， 强壮筋骨
补阳药	海马	堵海马 （Duzhaijmaj）	海龙科	干燥 体	温，甜	补阳虚，调龙路， 散瘀肿
	韭菜子	碰借 （Byaekgep）	百合科	成熟 种子	温， 辣、甜	补肾虚，祛寒毒， 暖腰膝，助阳， 固精
	板栗	芒雷 （Maklaeq）	壳斗科	种仁	平， 甜、微 咸	补肾虚，强筋骨， 调谷道，止血
	海龙	堵海龙 （Duzhaijlungz）	海龙科	全体	温， 甜、咸	补阳虚，散结肿

（四）调气道药

凡具有通调气道、发散表邪、止咳平喘等功效，主要用于治疗气道疾病的壮药，均称为调气道药。有寒温之别，以麻、苦、辣味为主。

表5　近代食疗常用药谱之调气道药

药名	壮语 （壮文）	科属	药用部位	性味	功效
露兜簕	菠萝邑 （Bohlozbya）	露兜 树科	根、叶、 花、果	寒，甜、 辣、淡	通气道，祛风毒， 清热毒，通水道， 除湿毒，化痰止咳， 消肿止痛
假蒟	碰办 （Byaekbat）	胡椒科	地上部分	温，辣、 麻	祛风毒，散寒毒， 调气道、谷道， 通龙路、火路， 调水道，消肿止痛
葱白	楙丛 （Gocoeng）	百合科	鳞茎 或全草	温，辣	祛风邪，散寒毒， 通阳宣窍，调谷道， 解毒杀虫
生姜	兴 （Hing）	姜科	新鲜根茎	微温， 辣、麻	调气道、谷道， 解寒毒
紫苏	楣紫苏 （Mbawswjsuh）	唇形科	茎、叶	温，辣、 麻	通气道，祛寒毒， 通谷道，止咳祛痰， 安胎
桑叶	盟娘侬 （Mbawneng- znuengx）	桑科	叶	寒，苦、 甜	祛风毒，解痧毒， 清热毒，明目， 调气道
罗汉果	芒裸寒 （Makloxhan）	葫芦科	果实	凉，甜	通气道、谷道， 清热毒，止咳化痰， 生津润肠
白果	楣银杏 （Bwzgoj）	银杏科	种子	平，甜、 苦、涩； 有毒	调气道，定喘嗽， 止带，缩尿

续表

药名	壮语（壮文）	科属	药用部位	性味	功效
矮地茶	茶堆（Cazdeih）	紫金牛科	全株	平，麻、辣、微苦	调气道，止咳化痰，清热毒，除湿毒，通龙路
枇杷叶	盟比巴（Mbawbizbaz）	蔷薇科	叶	微寒，苦、微辣	调气道，止咳化痰，调谷道

（五）调谷道药

凡具有调畅谷道、消食健脾等功效，主要用于治疗谷道疾病的壮药，均称为调谷道药。性平或凉，以甜、酸味为主。

表6　近代食疗常用药谱之调谷道药

药名	壮语（壮文）	科属	用药部位	性味	功效
杧果叶	伯莽过（Mbawmangoj）	漆树科	叶	凉，甜、酸	通谷道、气道，止咳化痰
鸡屎藤	勾邓骂（Gaeudanekmaj）	茜草科	全草及根	平，甜、酸	通谷道，除湿毒，祛风毒，活血止痛
番木瓜	猛瓜（Moeggva）	番木瓜科	果实	平，甜	调谷道，止痛，行水利湿
稻芽	棵吼哪（Gohaeuxnaz）	禾本科	干燥果实发芽所得	平，甜	调谷道，消食化积，健脾开胃

续表

药名	壮语 （壮文）	科属	用药部位	性味	功效
鸡内金	堵给 （Duzgaep）	雉科	砂囊内壁	平，甜	调谷道， 健胃消滞， 涩精止血

（六）调水道药

凡以通利水道为主要功效，主要用于水道疾病的壮药，称为调水道药。药性有寒温之别，以麻、苦、辣味为主。

表7　近代食疗常用药谱之调水道药

药名	壮语 （壮文）	科属	用药部位	性味	功效
肾茶	楝蒙秒 （Gomumhmeuz）	唇形科	地上部分	凉， 甜、淡	通水道，除湿毒， 清热毒
杠板归	港恩 （Gangzngwd）	蓼科	全草	寒， 酸、苦	通利水道， 清热解毒， 利湿退黄
金钱草	旷金浅 （Gvangjgimcienz）	唇形科	全草	凉， 甜、淡	利水道，除湿毒， 解热毒，排结石， 消积滞
鸡骨草	楝共给 （Gogukgaeq）	豆科	去荚果的 全株	凉， 甜、微苦	利湿毒，清热毒， 通调龙路、火路， 调理肝气
田基黄	涯挖叻 （Nyavetrwz）	菊科	全草	凉， 甜、苦	利湿毒，退黄疸， 清热毒，消瘀肿

续表

药名	壮语（壮文）	科属	用药部位	性味	功效
车前草	牙底马（Nyadaezmax）	车前科	全草	寒，甜	通水道，清热毒，调气道

（七）调龙路、火路药

凡以通调龙路、火路为主要功效，治疗龙路、火路病证的药物，称为调龙路、火路药。多性温，以麻、苦、辣味为主。

表8　近代食疗常用药谱之调龙路、火路药

药名	壮语（壮文）	科属	用药部位	性味	功效
琴叶榕	冗楣紧（Rungzmbawgimz）	桑科	根或枝叶	温，甜	通龙路，行气活血，舒筋活络
扶芳藤	勾咬（Gaeundaux）	卫矛科	地上部分	平，麻、辣	通火路、龙路，补肾壮腰，益气血，舒筋活络，止血消瘀
牛大力	勾两抹（Gorengxmox）	豆科	根	平，甜	通龙路、火路，通气道、水道，除热毒，舒筋活络，补虚润肺

续表

药名	壮语 （壮文）	科属	用药部位	性味	功效
鹰不扑	榧支练 （Faexcwhlen）	五加科	根	温，辣； 有小毒	通龙路、火路， 祛风除湿， 行气止痛
丢了棒	美巧怀 （Maexgyaeujvaiz）	远志科	全株	微寒， 辣、苦	通龙路、火路， 祛风毒， 除湿毒， 清热毒，通谷道
两面针	棵剩裸 （Gocaengloj）	芸香科	根或枝叶	温， 麻、辣、苦； 有小毒	通龙路、火路， 祛风毒， 消肿止痛

四、壮医药膳

壮医药膳文化源远流长，是壮族人民勤奋开拓的财富，适宜风土人情，利用区域药物，独具民族特色，具有鲜明的民族性、地域性和传统性。壮医药膳文化是继承和发展了瓯越人喜食水产和山珍的饮食习惯，《岭南杂记》记载瓯越人"喜食虫，如蚯蚓、蜈蚣、蚂蚁、蝴蝶之类，见即啖之"。壮族人还喜食生或半生的食物，如生鱼片、生羊血、半生半熟的牛肉等。现代壮医"扶正补虚，必配用血肉之品"这一治疗特色与历史上壮族的饮食习惯息息相关。

（一）医养结合

壮医药膳不仅能治疗疾病，平素长期服用还可强身健体，顾护胃气，调养脾气，所谓"四季脾旺不受邪"。为解决长期服药的不便，药膳作为食疗方法，经过恰当的选择和配伍，进行烹调，尤其适宜小儿服用，且较之服药副作用更小，患者依从率高。比如，运用壮药食疗复方红根粳米粥防治小儿反复呼吸道感染，药膳食疗方对机体免疫球蛋白和T细胞亚群具有调节作用，可有效提高患儿的免疫功能，可见"正气存内，邪不可干"。临床观察发现壮医针刺配合食疗可有效治疗慢性腹泻，且该疗法便捷、无毒副作用，具有较好的临床推广价值。

（二）辨证施膳

壮医运用药膳时崇尚"寓医于食，寓医于补"，进补原则为春升、夏清淡、秋平、冬滋阴，壮族人民的日常饮食亦注重养生保健。壮族处于亚热带地区，气候温暖，血气易受热妄行，故当地多饮凉茶，如邓老凉茶、罗汉果茶、生地茶等。广西地区山多地少，自然环境恶劣，烟瘴易发，多毒物，且人民体力劳动繁重，由此形成了外实内虚、上盛下亏的体质特点。壮族人民在日常饮食中会适量加入解毒补虚之品，以扶正祛邪、补偏救弊。历来崇尚岁时饮食养生，正月底采白头翁、艾叶，和米为粽；三月三采金银花、青艾等制成糯米糍粑食用，以祛病保健；四月八浴佛节，炊乌米饭，食以辟疫；五月五饮菖蒲酒、雄黄酒以辟瘴疫。此外还有"龙凤会（蛇、鸡）""龙虎斗（蛇、猫）"等传统药膳。药膳功效虽大，但仍需注重配伍禁忌，有些药物合用可能会减弱药效，甚至合食生毒，加重病情，甚或迁延不愈，如绿豆忌狗肉、苋菜不与鳖相见等。

（三）注重口感

广西地区动植物资源较多，物产丰富。据记载，历史上壮族人以稻谷、杂粮、动植物等精制而成的珍馐美馔数不胜数。

国医大师黄瑾明教授推崇食疗，对于疾病的病因，黄瑾明归结为毒虚两端。虚常为气血虚或正气不足，抗病能力低下，虚本身可以表现出软弱无力、神色疲劳、形体消瘦、声低息微等，甚至衰竭死亡。因为虚，体内的运化能力和防御能力相应减弱，特别容易遭受外界邪毒的侵袭，出现毒虚并存的复杂临床表现。对于虚，黄瑾明在临床上十分重视，他注意扶养正气，增强人体的抵抗力，认为只有人体正气充足，气血充盛，三道两路才能恢复正常功能，毒邪才易于从体内排出，疾病才会逐渐痊愈。在补虚时，黄瑾明擅长使用血肉之品。广西壮族地区气候温和潮湿，动物藏量十分丰富，黄瑾明认为动物与人相通，应同气相求，故用血肉有情之品来补虚，常常能获良效。如子宫虚冷无子者，黄瑾明主张用山羊肉、鲜嫩益母草、黑豆互相配合做饮食治疗；对于缓解阴伤干咳，他又喜用猪肉或老母鸭炖莲藕吃。

黄瑾明也喜欢应用饮食疗法治疗一些较轻的病证，或配合其他疗法治疗一些疑难杂症。他开发的食疗法丰富多彩，疗效显著，如用红薯（宜生用）磨成浆，外用治疗烧伤；用干红薯叶煎汤代茶喝，治疗吐泻轻证。在治疗妇女产后缺乳方面，常主张运用木瓜黄豆猪脚汤，可补气、补血、通经络；治疗泄泻，主张以番桃叶30克、大米60克同炒至大米焦黄，加水适量煮沸，一天分两次服，即可解决问题。

在防治气血虚弱及正气不足的虚弱性疾病的时候，也常配合食疗，即药食结合，常用党参、茯苓、陈皮、白术、山楂等，配以蜜枣数个、瘦猪肉500克煮汤喝，可协助药力，使人体迅速恢复健康。对慢性虚弱及气血不足的患者，黄瑾明在应用内服药方或壮医针灸（用补法）的基础上，多主张患者自制荠菜鸡血汤来服用以补气血。鲜荠菜50克，鲜鸡血适量（一般为1只鸡的血），加适量配料共煮吃，每日1剂，连服10~15日。或用黄鳝3~5条煮粥服，每日1次，亦可起到调补气血的功效。这些都是黄瑾明在临床上应用食疗的典型例子。

表9　食疗常用方

方类	方名	主治	药物组成
调气食疗方类	杠板归瘦肉汤	瘰疬	杠板归30克，南瓜根90克，瘦猪肉120克
	刺苋菜瘦肉汤	甲状腺肿大	刺苋菜根60克，瘦猪肉100克
	蒲葵子瘦肉汤	各种无名肿块	蒲葵子30克，瘦猪肉150克
解毒食疗方类	白点称鸭蛋汤	急性乳腺炎	白点称30克，鸭蛋1只
	鱼腥草瘦肉汤	肺炎、支气管炎	鲜鱼腥草30~50克，瘦猪肉100克
	鸡骨草瘦肉汤	黄疸肝炎	鸡骨草30克，赤小豆30克，半枝莲15g，瘦猪肉100克
补虚食疗方类	九龙藤猪脚汤	病后虚弱	九龙藤100克，猪脚250克，姜、酒适量
	田七鸡肉汤	病后虚弱	田七10克，鸡肉100克
	桂党参鸡肉汤	病后体虚	桂党参30克，鸡肉100克
调气道食疗方类	穿心草瘦肉汤	咳血	鲜穿心草30克，瘦猪肉100克
	吉祥草猪肺汤	咳喘	吉祥草30克，猪肺100克
	红丝线瘦肉汤	痰火咳嗽、吐血	鲜红丝线30克，瘦猪肉120克

续表

方类	方名	主治	药物组成
调谷道食疗方类	五指毛桃猪肚汤	脾胃虚弱，萎缩性胃炎	五指毛桃50克，猪肚100克
	广山药沙骨汤	脾胃虚弱	广山药100克，猪沙骨250克
	倒水莲猪筒骨汤	贫血	黄花倒水莲50克，黄根50克，扶芳藤30克，猪筒骨250克
调水道食疗方类	牛大力猪尾椎骨汤	腰肌劳损，肾虚腰痛	牛大力30克，千斤拔30克，猪尾椎骨250克
	猫须草瘦肉汤	肾炎水肿	猫须草30克，何首乌20克，地桃花根15克，瘦猪肉100克
	荷莲豆西洋鸭汤	急慢性肾炎	荷莲豆30克，西洋鸭肉100克